中医师承学堂
一所没有围墙的大学

何庆勇师承学堂系列

经方传承实录

主编◎何庆勇

全国百佳图书出版单位
中国中医药出版社
·北 京·

图书在版编目（CIP）数据

经方传承实录 / 何庆勇主编 .—北京：中国中医
药出版社，2022.5
ISBN 978-7-5132-7406-7

Ⅰ.①经… Ⅱ.①何… Ⅲ.①经方－临床应用 Ⅳ.
① R289.2

中国版本图书馆 CIP 数据核字（2022）第 026515 号

中国中医药出版社出版

北京经济技术开发区科创十三街 31 号院二区 8 号楼
邮政编码　100176
传真　010-64405721
山东临沂新华印刷物流集团有限责任公司印刷
各地新华书店经销

开本 710×1000　1/16　印张 16.5　字数 212 千字
2022 年 5 月第 1 版　2022 年 5 月第 1 次印刷
书号　ISBN 978 - 7 - 5132 - 7406 - 7

定价　68.00 元
网址　www.cptcm.com

服 务 热 线　010-64405510
购 书 热 线　010-89535836
维 权 打 假　010-64405753

微信服务号　zgzyycbs
微商城网址　https：//kdt.im/LIdUGr
官 方 微 博　http：//e.weibo.com/cptcm
天猫旗舰店网址　https：//zgzyycbs.tmall.com

主编简介

何庆勇，字鹏伟，湖北黄冈罗田人，博士，主任医师，博士研究生导师，仲景国医导师，博士后合作导师，中华中医药学会中青年创新人才，中国青年科技工作者协会理事，国家健康科普专家，北京市科技新星，中华中医药学会内科分会青年委员会常委。师从王阶教授（系其硕士、博士）、张允岭教授（系其博士）。现工作于中国中医科学院广安门医院心内科。

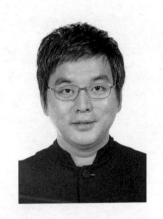

长年来着迷于仲景伤寒学说，笃尊汉唐古方，临证处方药味严格遵守《黄帝内经》"多则九之，少则二之"，临床处方平均药味仅 3～6 味。对运用《伤寒论》《金匮要略》《备急千金要方》等书的古方治疗临床疑难病症有较深的体会。兼任中国中医科学院研究生院《伤寒论》《金匮要略》课程授课老师，针对《伤寒论》提出了"类方－方证－主证"辨证新体系，针对《金匮要略》提出了"辨病－方证－主证"辨证新体系。

先后主持或参加包括国家自然科学基金项目、"十五"国家科技攻关计划、国家"十一五"科技支撑计划、国家"973"

项目等国家级课题 12 项，已经申请或授权国家发明专利 8 项，培养硕士、博士研究生 26 名。近年来获得包括国家科技进步二等奖 1 项、中华中医药学会科技进步一等奖 2 项等在内的国家及省部级科技进步奖 12 项。发表核心期刊论文 200 余篇，在 Int J Cardiol 等杂志上发表 SCI 文章 22 篇。独著或主编《白天临证，夜间读书——方证辨证解伤寒》《伤寒论钤法》《金匮要略方药心悟》《伤寒"类方－方证－主证"传讲录》《金匮"辨病－方证－主证"传讲录》等学术著作 12 部。近年来受邀在国内外就《伤寒论》《金匮要略》《备急千金要方》讲课或直播，累计听众十万余人次。

为先圣继绝学，
为黎民增康寿！

——何庆勇学医行医准则

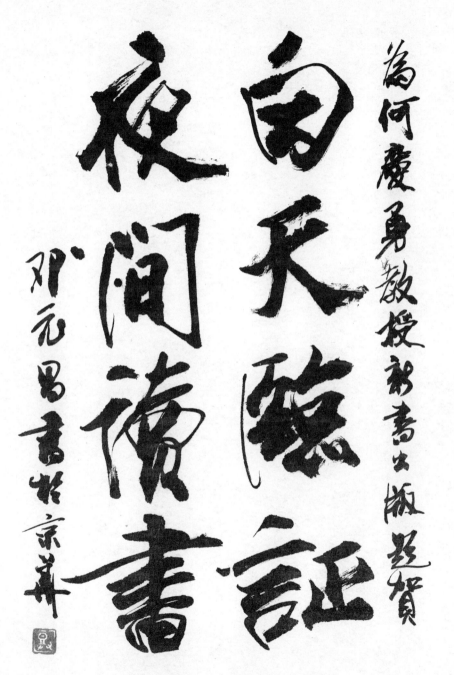

为何庆勇教授新书出版题贺

白天临证 夜间读书

邓元昌书于北京

著名书画家邓元昌为本书题字

前　言

经方，历经千百年，用之得当，疗效显著。汉代张仲景在《伤寒杂病论》中首先提出了"汤证"的概念，如"麻黄汤证""桂枝汤证"，奠定了方证辨证的雏形。朝代更迭，方证辨证在后世伤寒家的研究和临床经验的积累下不断完善。唐代孙思邈在《千金翼方》中说"方证同条，比类相附"，清代柯韵伯在《伤寒来苏集》中提出"仲景之方，因证而设，见此证便用此方，是仲景活法"，清代徐灵胎将《伤寒论》113方归类于桂枝汤、麻黄汤、柴胡汤等12类中，各类主证中先出主方，随后把用此方之证列于方后，形成以方类证、证从方治的"方证对应"学说。近代，曹颖甫的《经方实验录》中所选75首方剂皆以汤证命名，将医圣仲景汤证的应用范围进一步扩大。岳美中先生曾说"伤寒只言症状不言病机"，刘渡舟指出，"认识疾病在于证，治疗疾病则在于方，方与证乃是伤寒学的关键"。吾辈有幸承前人之志，奉方证辨证为圭臬，执经方妙法，以简驭繁，临床疗效不俗，现集何门弟子经方验案，著《经方传承实录》一书。

本书上篇为何庆勇及其硕士、博士、徒弟运用《伤寒论》《金匮要略》方剂治疗临床疑难病的医案实录，下篇为何庆勇的学生介绍其运用甘草干姜汤、茯苓杏仁甘草汤、黄土汤的临床经验。由于编写时间较为仓促，难免有不当之处，还望诸位同行不吝斧正，以便再版时进一步提高与完善。

编者

2021 年 12 月于北京

自 序

　　吾辈之师，医圣仲景感往昔之沦丧，伤横夭之莫救，论广《汤液经》，而作《伤寒》，以明经方之理，立治病之本。读《伤寒》《金匮》者未尝不感叹其行文之简练，其立法之奥妙，其制方之严谨，其用药之力宏。东汉华佗赞道："此真活人书也。"

　　明代张介宾《景岳全书·传忠录·论治篇》道："天下之病，变态虽多，其本则一；天下之方，治法虽多，对证则一。"常有医者苦其变化，困其应用，吾精研仲景之法十数年，临证处方，广受其益，首次较系统地针对《伤寒论》提出了"类方－方证－主证"辨证新体系，针对《金匮要略》提出了"辨病－方证－主证"辨证体系，授课传道，知无不言，言无不尽，培养硕士、博士研究生二十余人，授课听众十万余人，常道"仲景之门，人人皆可入""学我者，务必超过我"。吾之弟子深得吾传，治病处方，笃尊经方，详辨方证，治愈患者众，如有神助。吾悦其中医传承发展，嘱其将医案编撰成册，名为《经方传承实录》，以飨同道。

　　吾自幼立志学医，常诵北宋张载的横渠四句——"为天地立心，为生民立命，为往圣继绝学，为万世开太平"，并以为志，研习医术，不敢懈怠，愧未深造。今观吾之弟子，感仲景之学后继有人，吾心甚慰，是为序。

中国中医科学院广安门医院　何庆勇
辛丑年夏于北京勤学斋

目 录

上 篇

何庆勇医案

学生医案

下 篇

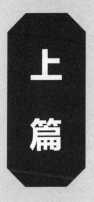

上篇

何庆勇医案

经方两剂治愈反复胸口闷、烦躁、坐卧不安 1 年案

关键词：虚烦第一方；重剂豆豉；坐卧不安第一方

刘某，女，53 岁。**初诊日期：** 2020 年 4 月 12 日。

主诉： 反复胸口闷、烦躁、坐立不安 1 年。

现病史： 患者 1 年前出现胸口发闷、烦躁，伴坐卧不安，几乎每天均发作，多处就医罔效，遂就诊于我处。

刻下症： 烦躁，坐卧不安，身上偏怕热。轻微活动后便发作胸口闷、心慌。每于情绪激动或生气时出现小腹疼痛。纳可，大便不成形，无便意，两日一行，小便调。

查体： 舌暗红，苔薄黄，脉细数。

方证辨证：《伤寒论·辨太阳病脉证并治中第六》说："发汗后，水药不得入口为逆，若更发汗，必吐下不止。发汗吐下后，虚烦不得眠，若剧者，必反复颠倒，心中懊憹，栀子豉汤主之；若少气者，栀子甘草豉汤主之；若呕者，栀子生姜豉汤主之。""发汗若下之而烦热，胸中窒者，栀子豉汤主。""伤寒五六日，大下之后，身热不去，心中结痛者，未欲解也，栀子豉汤主之。"**笔者临床体会到栀子豉汤的方证是：胸中燥热或烦热，似有一把火烧灼，胃中空虚嘈杂，胃脘部搅扰不宁、闷塞不舒，但头汗出，虚烦不得眠，舌红，苔黄。**本案患者胸中窒闷，烦躁，怕热，符合栀子豉汤的方证，故辨证为栀子豉汤证。

《伤寒论·辨太阳病脉证并治中第六》说："伤寒下后，心烦腹满，卧起不安者，栀子厚朴汤主之。"**笔者临床体会到栀子厚朴汤的方证是胸中烦热，窒塞不通，坐卧不安，伴有腹胀。**本案患者烦躁、胸闷、坐卧不安，符合栀子厚朴汤的方证，故辨证为栀子厚朴汤证。

诊断： 胸闷，栀子豉汤证、栀子厚朴汤证。

治疗： 方用栀子豉汤合栀子厚朴汤。

栀子 18g，淡豆豉 45g，厚朴 12g，枳壳 12g。

14 剂，水煎服，日 1 剂，分 3 次，早、中、晚饭后半小时温服。

二诊（2020 年 4 月 27 日）：患者诉服药后有较频繁排气。服药半剂后烦躁、坐卧不安、怕热均已痊愈。

服药两剂后，在周末登山时，已可以连续走 1.6 万步，其间竟未出现胸口闷、心慌症状。患者自觉神奇的是在服药期间，与父亲生气 1 次，小腹疼痛亦未发作。

按语：《伤寒论·辨太阳病脉证并治中第六》说："发汗后，水药不得入口为逆，若更发汗，必吐下不止。发汗吐下后，虚烦不得眠，若剧者，必反复颠倒，心中懊侬，栀子豉汤主之；若少气者，栀子甘草豉汤主之；若呕者，栀子生姜豉汤主之。栀子豉汤：栀子十四个（擘），香豉四合（绵裹）。上二味，以水四升，先煮栀子，得二升半，内豉，煮取一升半，去滓，分为二服，温进一服，得吐者，止后服。栀子甘草豉汤：栀子十四个（擘），甘草二两（炙），香豉四合（绵裹）。上三味，以水四升，先煮栀子、甘草，取二升半，内豉，煮取一升半，去滓，分为二服，温进一服，得吐者，止后服。栀子生姜豉汤：栀子十四枚（擘），生姜五两，香豉四合（绵裹）。上三味，以水四升，先煮栀子、生姜，取二升半，内豉，煮取一升半，去滓，分为二服，温进一服，得吐者，止后服。""发汗若下之而烦热，胸中窒者，栀子豉汤主之。""伤寒五六日，大下之后，身热不去，心中结痛者，未欲解也，栀子豉汤主之。"由以上条文可以看出，栀子豉汤最主要可以治疗"虚烦"一症，其具体表现可以有"烦""热""反复颠倒，心中懊侬""胸中窒"，甚至"心中结痛"等，症状逐渐加重，其病症表现主要在上焦胸膈之处，可用栀子、淡豆豉等清宣轻薄之品将上焦之热除去。

清代陈修园的《长沙方歌括·卷三太阳方·栀子豉汤》中说："栀子色赤象心，味苦属火，性寒导火热之下行；豆形象肾，色黑入肾，制造为豉，轻浮引水液之上升。阴阳和，水火济，而烦热、懊侬、结痛等证俱解矣。"栀子与淡豆豉两药，一赤一黑，一心一肾，一升一降，可使心火被清泻的同时，又得肾水的滋养，阴阳调和，水火既济，则一系列的烦闷、躁热、堵塞、结痛感均可消除。

《伤寒论·辨太阳病脉证并治中第六》说："伤寒下后，心烦腹满，卧起不安者，栀子厚朴汤主之。栀子厚朴汤：栀子十四个（擘），厚朴四两（炙，去皮），枳实四枚（水浸，炙令黄）。上三味，以水三升半，煮取一升半，去滓，分二服，温进一服，得吐者，止后服。"栀子厚朴汤除了有烦躁的症状外，还有两个重要的症状，一个是"腹满"，可见患者腹胀，甚者可见腹部向外膨隆突出，另一个是"卧起不安"，可见患者坐也不是、躺也不是，坐立不安，心中有一种说不出的难受。此时的病位已不局限于上焦，亦是伴有中焦的阻塞。清代柯琴在《伤寒来苏集·卷之下·栀子豉汤证》中提到此为"心移热于胃"，需"两解心腹"；清代钱潢在《伤寒溯源集·卷之二太阳中篇·伤寒误下》中言出现此证的缘由是"在膈则烦，在胃则满，既烦且满，所以躁扰不宁，卧起皆不安也"。虽然柯氏与钱氏表述不同，其中意义仍是统一，故治疗时不仅需用栀子清上焦之火，还需加枳壳、厚朴以消除中焦胀满。

在心胸附近，患者可能出现多种症状。若是心中虚烦、烦躁胸闷、胸中窒塞不通为主要症状，属于栀子类方的方证，可以用栀子类方如栀子豉汤、栀子干姜汤、栀子厚朴汤等；若是以心下痞满，按之软而不痛，属泻心类方的方证，可以用半夏泻心汤、生姜泻心汤、甘草泻心汤等；若是除心下胀满外，按之硬而痛，此属陷胸类方的方证，临床可用大陷胸汤、大陷胸丸、小陷胸汤等治之。

（何庆勇）

经方叠用治愈晨起口干、口苦伴气短、喜长出气4年案

关键词：少阳病欲解时；往来寒热的引申义

吴某，女，50岁。初诊日期： 2020年3月16日。

主诉： 反复晨起口干、口苦伴气短、喜长出气4年。

现病史： 患者4年前出现晨起口干、口苦，伴气短、喜长出气，多方诊治未能解决，现患者为此就诊于我处。

刻下证： 晨起口干、口苦，气短、喜长出气，每日发作1～2次，严重时不能言语，无胸闷，冬天畏寒，夏天畏热，纳可，眠差，每晚仅能睡3～4小时，大便1次/日、偏干。

查体： 舌淡红，苔薄黄，脉沉弦细。

方证辨证：《伤寒论·辨太阳病脉证并治中第六》说："伤寒五六日，中风，往来寒热，胸胁苦满，嘿嘿不欲饮食，心烦喜呕，或胸中烦而不呕，或渴，或腹中痛，或胁下痞硬，或心下悸、小便不利，或不渴，身有微热，或咳者，小柴胡汤主之。"**笔者临床体会到小柴胡汤的方证是：往来寒热，胸胁苦满，嘿嘿不欲饮食，心烦喜呕，口苦，咽干，目眩，脉弦。**本案患者晨起口干、口苦，冬天畏寒，夏天畏热，脉弦，符合小柴胡汤的方证。

《金匮要略·胸痹心痛短气病脉证并治第九》说："胸中气塞，短气，茯苓杏仁甘草汤主之，橘枳姜汤亦主之。"**笔者临床体会到茯苓杏仁甘草汤的方证是：胸痹之短气，气塞，短气重于气塞，小便不利，舌苔白厚。**本案患者气短、喜长出气，符合茯苓杏仁甘草汤的方证。方证辨证为小柴胡汤证、茯苓杏仁甘草汤证。

诊断： 口苦，小柴胡汤证；气短，茯苓杏仁甘草汤证。

上篇

007

治疗：方用小柴胡汤合茯苓杏仁甘草汤。

柴胡24g，清半夏9g，黄芩9g，党参9g，生姜9g，大枣9g，茯苓42g，杏仁14g，生甘草14g。

14剂，水煎服，日1剂，分两次，早、晚饭后半个小时温服。

二诊（2020年3月30日）：患者诉服药1周后，晨起口干、口苦痊愈，气短、喜长出气基本痊愈，睡眠有较大改善，现晚上11时入睡，次日4～5时醒，可睡5～6小时，诉药口感不苦。

按语：《伤寒论·辨太阳病脉证并治中第六》说："伤寒五六日中风，往来寒热，胸胁苦满，嘿嘿不欲饮食，心烦喜呕，或胸中烦而不呕，或渴，或腹中痛，或胁下痞鞕，或心下悸，小便不利，或不渴，身有微热，或咳者，小柴胡汤主之。柴胡半斤，黄芩三两，人参三两，半夏半升（洗），甘草（炙）、生姜各三两（切），大枣十二枚（擘）。上七味，以水一斗二升，煮取六升，去滓，再煎取三升，温服一升，日三服。"

《金匮要略·胸痹心痛短气病脉证治第九》说："胸痹，胸中气塞，短气，茯苓杏仁甘草汤主之，橘枳姜汤亦主之。茯苓杏仁甘草汤方：茯苓三两，杏仁五十个，甘草一两。上三味，以水一斗，煮取五升，温服一升，日三服，不差更服。"

清代钱潢的《伤寒溯源集·卷之七》说："《灵枢·经脉》篇云：足少阳之脉，起于目锐眦，出走耳前，至目锐眦后，下颈入缺盆。邪在少阳之经，故目眩而咽干。又云是动则病口苦，善太息。且手少阳脉之支者，亦走耳前，至目锐眦。动则病耳聋嗌肿喉痹。故少阳之为病，口苦咽干目眩也。"口苦咽干目眩为少阳病提纲证，钱氏认为，可以从经络解释，足少阳经过耳、目，而入于缺盆，其是动病有口苦之症，手少阳经也是走行经过耳、目，是动则病包含喉痹，所以少阳经之症为口苦咽干目眩。

钱氏其后又说："故其寒热之作，必待正邪相遇，所以有往来之不齐也，非若太阳居表之最外一层，营卫所在，邪气入之，即寒热不休也，其所以寒热者，疟论所谓邪并于阳则阳胜，并于阴则阴胜，阴胜则寒，阳胜则热也。"钱氏认为，邪气与正气相遇，才表现出寒热的征象，而少阳在半表半里之间，表为阳，里为阴，少阳邪气并于阳，阳胜则热，并于阴，阴胜则寒，所以出现往来寒热的症状。

笔者认为，根据《伤寒论》原文，少阳病欲解时，从寅至辰上，寅至辰为5时至9时，是一天的起始，也是人们起床开始活动的时间，为少阳之气升发之时，若少阳之气升发失常，无法疏达，则胆气郁结，上溢于口中，故出现口苦。此处应当与阳明病之口苦相鉴别，少阳之口苦为晨起口苦，欲解时也是欲病时，阳明之口苦为热扰肝胆，发病时多为下午日晡时。同时，少阳为人体寒热之枢纽，少阳枢机不利，则寒热调节失常。笔者认为，往来寒热临床上常常表现为既畏寒又畏热，患者对热、对冷均比较敏感。

本案患者晨起口干、口苦，在少阳欲解时出现少阳之提纲证，而且冬天畏寒，夏天畏热，是往来寒热的表现，脉弦为肝脉，是少阳郁结的表现，所以符合小柴胡汤证。患者气短，喜长出气，符合茯苓杏仁甘草汤证，故以合方治疗。

清代叶天士的《未刻本叶氏医案》中有一简短医案：

"左脉弦数，咳嗽脘闷寒热。

小柴胡汤去参。"

该案仅描述4个症状与体征，叶氏仅以脉弦、寒热即拟定小柴胡汤，去参以防留邪，可见叶氏诊病，也是抓主证用方，起效便捷迅速。

（何庆勇）

重剂起沉疴——治疗反复呃逆2周

关键词：重剂陈皮；重剂竹茹；呃逆第一方

侯某，女，68岁。**初诊日期：** 2020年4月20日。

主诉： 反复呃逆2周。

现病史： 患者2周前出现反复呃逆，每天晚饭后发作呃逆，每次持续2～3小时，每隔2～5分钟发作1次。患者颇为痛苦，就诊于我处。

刻下症： 每天饭后呃逆频作，一般持续2～3小时，无手脚冰冷，纳可，眠可，大便日1次，成形，小便调。

查体： 舌暗红，苔薄黄，脉沉弱。

方证辨证：

《金匮要略·呕吐哕下利病脉证治第十七》说："哕逆者，橘皮竹茹汤主之。" 笔者临床体会到橘皮竹茹汤的方证：**哕逆，以气逆为主，撮口有声无物，病程较长者。** 本案患者以呃逆为主，饭后呃逆2～3小时，苔薄黄，符合橘皮竹茹汤的方证，故辨证为橘皮竹茹汤证。

诊断： 呃逆，橘皮竹茹汤证。

治疗： 方用橘皮竹茹汤。

陈皮40g，竹茹40g，大枣30g，生姜40g，生甘草25g，党参5g。

7剂，日1剂，水煎服，分2次，早、晚饭后半小时温用。

二诊（2020年4月27日）： 患者述服药3剂后起效，汤药微甜，现呃逆基本痊愈，偶尔呃逆1～2次。

按语：《金匮要略·呕吐哕下利病脉证治第十七》说："哕逆者，橘皮竹茹汤主之。橘皮二升，竹茹二升，大枣三十枚，生姜半斤，甘草五两，人参一两。上六味，以水一斗，煮取三升，温服一升。日三服。" 哕即气逆，现亦可称为呃逆。主因胃虚，谷气入胃，与邪气相搏，气机升降出入失调，气从胃中上逆，表现为喉间呃呃连声，声短而频，不能自止。

清代吴谦的《医宗金鉴·卷三十七》说："今之名曰呃逆，即古之名曰哕也。哕者，气喧结有声也。世有以哕为呃逆者，盖不知哕哕之声，声从胃里出口，不似哕之格格连声，气从脐下来自冲脉，出口作声也。呃逆颇类嗳气噫气。嗳气者，因饱食太急，比时作嗳，转食气也。噫气者，因过食伤食，越时作噫，食臭气也，故曰情自异也。但均属气逆为病，故曰治能同也。"吴氏则认为，呃逆与哕气不同。哕是从胃上逆而出，声如铃响重大而长，有节律。呃逆则气从脐下上逆，从口而出，格格有声，连续不断。呃逆的表现与嗳气噫气相似，但嗳气主因进食过快，使气滞于下，待气从胃嗳出后，即可缓解。噫气则因过度饮食，损伤脾胃，食物停滞，气机失调，而出现时有气从口而出，兼有食物酸臭腐烂的味道。哕逆、呃逆、嗳气和噫气均因气逆导致，因此治疗亦同可选用相类似的方药。

清代徐彬的《金匮要略论注·卷十七》说："此不兼呕言，是专胃虚而冲逆为哕矣。然非真元衰败之比，故以参、甘培胃中元气，而以橘皮、竹茹，一寒一温，下气上逆之气（逆由胆火，故用竹茹，呃字即故哕字），亦由上焦阳气，不足以御之，乃呃逆不止，故以枣姜宣其上焦，使胸中之阳渐畅而下达，谓上焦固受于中焦，二中焦亦禀承于上焦，上焦然宣，则中气自调也（姜枣能和营卫而宣发阳气也）。"徐氏认为此处出现没有呕吐，只出现胃气虚而气逆而上所致的哕气，可见其虽有阳气虚损但其程度较轻，并未阴阳俱虚，元气衰败的征象。因此在用药上，以人参、甘草味甘之品培补中气以培土。橘皮味辛能散，温以通达，主胸中痰热逆气，以行气理滞，降胸中逆气。竹茹善开胃郁以降胃中上逆之气。经曰："诸逆冲上，皆属于火。"逆因胃虚胆火乘之，竹茹味寒亦能除胆火以清哕气之源。哕逆除胃虚虚阳上逆外，因上焦阳气不足，震慑无权，使上逆之气从口而出而成呃逆，不能自止。生姜味辛温，主胸满，咳逆上气，温中。大枣味甘平，主心腹邪气，安中，平胃气。二者相配为用，培土以调和营卫，使胃气得充，阳气宣发顺畅，上以温养心肺。上焦阳气充盛，故能震慑上逆之邪。诸药同用，共奏益胃清热、降逆止呃的作用。

（何庆勇）

学生医案

王辉，女，北京中医药大学"卓越中医5+3"专业硕士研究生。2012年开始在北京中医药大学进行本科阶段的学习，2016年一次偶然的机会，有幸跟随何师门诊学习，目睹何师经方神效，并毫不藏私地传授其临床经验，令其深感遇到明师，遂投入门下，为其2017级硕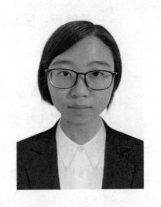士研究生。跟随何师学习这几年，在何师的指导下，对于多种慢性疾病（如冠心病、胃炎、高血压等）、功能性疾病（如失眠、疲劳综合征、抑郁状态等）有了一定的心得，善于运用经方，为患者纾解病痛；将"方证辨证"运用于临床，获益良多。座右铭：经方之路漫漫，吾将上下而求索。

养亲方——酸枣仁汤合甘麦大枣汤治愈失眠 1 年余案

关键词：酸枣仁汤；失眠多梦；容易疲劳；2 剂好转

王某，女，60 岁。**初诊日期：**2018 年 10 月 4 日。

主诉：失眠 1 年余，加重 1 周。

现病史：患者 1 年前因家庭变故，导致失眠、入睡困难。1 周前因与家人争吵后，情绪激动，遂失眠加重。

刻下症：失眠、入睡困难，晚上 10 点上床，凌晨 2～3 点方能入睡，易醒，多梦，常自觉乏力，脾气急，时有心烦，伴全身不适感（坐立不安），委屈、想哭，纳可，二便调。

查体：舌暗红，苔少薄白，脉弦细。

方证辨证：

《金匮要略·血痹虚劳病脉证并治第六》说："虚劳虚烦不得眠，酸枣仁汤主之。"笔者临床体会到酸枣仁汤的方证是：**失眠，生气后诱发或加重，心烦，乏力，易疲劳，脉弦细或细数。**本案患者失眠、入睡困难，易醒，多梦，常自觉乏力，脾气急，时有心烦忽作伴全身不适感，符合酸枣仁汤的方证，故辨证为酸枣仁汤证。

《金匮要略·妇人杂病脉证并治第二十二》说："妇人脏躁，喜悲伤欲哭，象如神灵所作，数欠伸，甘麦大枣汤主之。"**笔者临床体会到甘麦大枣汤的方证是：妇人脏躁（更年期），喜悲伤欲哭，易紧张。**本案患者委屈、想哭，时有心烦，伴全身不适感（坐立不安），符合甘麦大枣汤的方证，故辨证为甘麦大枣汤证。

诊断：失眠，酸枣仁汤证；脏躁，甘麦大枣汤证。

治疗：方用酸枣仁汤合甘麦大枣汤。

川芎 13g，知母 13g，生甘草 20g，酸枣仁 55g（先煎），茯苓 13g，浮小麦 90g，大枣 12g。

7 剂，水煎服，日 1 剂，晚饭前后半小时温服。

二诊（2018 年 10 月 10 日）：患者诉服 2 剂后，睡眠即有改善。继服 4 剂后，躺下就能睡着，心烦频次明显减少，全身不适感觉 1 周内未再出现。随访 1 月，睡眠如常。

按语：《金匮要略·血痹虚劳病脉证并治第六》说："虚劳虚烦不得眠，酸枣仁汤主之。酸枣仁二升，甘草一两，知母二两，茯苓二两，芎劳二两。上五味，以水八升，煮酸枣仁，得六升，内诸药，煮取三升，分温三服。"此条文中，"虚劳虚烦"是指不耐作劳，常常自觉乏力疲惫，心中时有心烦，莫可名状，仲景针对这种情况的失眠患者，制酸枣仁汤。清代李彣在《金匮要略广注》中说："虚烦不眠者，血虚生内热而阴气不敛也。《内经》云：卫气行于阳，阳气满，不得入于阴，阴气虚，故目不得瞑。"李氏认为此种失眠全因血虚内热，故阴气不收，阳不得入于阴中，故而失眠。清代尤怡在《金匮要略心典·血痹虚劳病脉证并治第六》中说："人寤则魂寓于目，寐则魂藏于肝。虚劳之人，肝气不荣，则魂不得藏，魂不藏故不得眠。酸枣仁补肝敛气，宜以为君。而魂既不归容，必有浊痰燥火乘间而袭其舍者，烦之所由作也，故以知母、甘草清热滋燥，茯苓、川芎行气除痰。皆所以求肝之治而宅其魂也。"尤氏认为此种虚劳属肝气不足，不足以藏魂，魂主寤寐，魂不藏，则不得眠。方中以酸枣仁为君，主养肝敛气，知母、甘草滋阴清热润燥，川芎行气活血，茯苓安神祛痰湿，诸药同用，使肝气得健，肝血得养，而魂安得眠。

《金匮要略·妇人杂病脉证并治第二十二》说："妇人脏躁，喜悲伤欲哭，象如神灵所作，数欠伸，甘麦大枣汤主之。甘麦大枣汤方：甘草三两，小麦一斤，大枣十枚。右三味，以水六升，煮取三升，温分三服。亦补脾气。"妇人脏躁之病，感伤易悲，"象如神灵所作"，笔者认为属于精神疾病的一种，患者可能如鬼神上身，不羁哭笑，情绪易激惹，喜呵欠引伸，仲景拟以甘麦大枣汤调理之。日·丹波元简在《金匮玉函要略辑义·妇人杂病脉证并治第二十二》中引："【鉴】：脏，心脏也，心静则神藏，若为七情所伤，则心不得静，而神躁扰不宁也，故喜悲伤欲哭，是神不能主情也，象如神灵所凭，是心不能神明也，即今之失志癫狂病也，数欠伸，喝欠也，喝欠烦闷，肝之病也，母能令子实，故证及也。"丹波元简认为此处"脏"指心脏，七情所伤，心不得静，故神不宁。悲伤欲哭，为神不能自主；象如神灵，是心不能主神，亦为当今癫狂等疾病；数欠伸，是肝罢极之本，故而不耐作劳，常喜呵欠，伸懒腰。清代高学山在《高注金匮要略·妇人杂病脉证并治第二十二》中说："小麦为心之谷，大枣为肺之果，又皆甘寒甘温，而偏滋津液者，得甘草以浮之在上，则正行心肺之间，而神魄优裕，又岂止食甘以缓其躁急乎哉，亦补脾气……补脾，非补脾气，当指脾中之津液，故本汤可与脾约丸为表里之剂。"高氏认为脏躁之病，病位为心肺，而小麦为心之谷，大枣为肺之果，两者可滋养津液，故可润脏之躁；又因甘草乃浮药力行于心肺，而安神定魄。其补脾，并不是补脾气，而是指滋补脾中津液。高氏认为本方与治疗胃燥津枯的脾约丸互为表里之剂。

本案患者为笔者母亲，多年因家中各种事情打击，情志悲伤易哭，1年前，又因家中重大变故，致病情加重。因害怕方证辨证不对，笔者之前未敢给母亲开方。笔者有幸跟随何师学习1年，经过这1年，处方用药较之前成熟，思索之后，决定予酸枣仁汤合甘麦大枣汤。母亲诉服2剂后，睡眠即有改善。继服4剂后，躺下就能睡着，心烦频次明显减少，全身不适感觉1周内未再出现。随访1个月，睡眠如常，平常打电话，语气中也开朗了许多。

（王辉）

同药异治——4剂治愈胃脘发堵1月余案

关键词：枳术丸；枳术汤；食积；化疗后

杨某，男，59岁。**初诊日期：**2018年5月16日。

主诉：胃脘部发堵1月余。

现病史：患者1个多月前因化疗，出现胃脘部发堵，自觉饮水发臭、食物堵在胃脘，不往下走。

刻下症：胃脘部发堵，自觉饮水发臭、食物堵在胃脘，不往下走，纳差，眠可，大便2～3天1行、偏干。

查体：舌暗红，苔薄白微腻，脉细数。

方证辨证：

《金匮要略·水气病脉证并治第十四》说："心下坚大如盘，边如旋盘，水饮所作，枳术汤主之。"笔者临床体会到枳术丸的方证是：**心下胀满硬，胃脘部发堵，有食物停滞感，纳差，苔腻。**本案患者胃脘部发堵，自觉饮水发臭、食物堵在胃脘，不往下走，纳差，苔薄白微腻，符合枳术丸的方证，故辨证为枳术丸证。

诊断：水气病，枳术丸证。

治疗：方用枳术汤。

炒枳实10g，生白术30g。

5剂，水煎服，日1剂，早、中、晚饭后半小时温服。

二诊（2018年5月20日）：患者诉服2剂后，胃脘部发堵好转60%，胃口较前好转。服用4剂后，患者胃脘部发堵基本痊愈，食物停滞感已消失。

按语：《金匮要略·水气病脉证并治第十四》说："心下坚大如盘，边如旋盘，水饮所作，枳术汤主之。枳术汤方：枳实七枚，白术二两。

上二味，以水五升，煮取三升，分温三服，腹中软，即当散也。"里水所作，故可见心下坚大如盘，笔者认为这种症状临床可表现为饮食停滞胃中，不得往下，或伴有胃中振水音。日·山田业广在《金匮要略集注》中引："赵良曰：心下，胃上脘也，胃气弱，则所饮之水，入而不消，痞结而坚，必强其胃，乃可消痞。"心下，指胃上脘，赵氏认为此病因胃气虚，故食物、水液纳入而不消化，积滞于胃中，难以消除。治疗时应当强健脾胃，方可消去积滞。方仅两味药，一则枳实，《神农本草经》载枳实"主大风在皮肤中如麻豆，苦痒。除寒热结，止痢，长肌肉，利五脏，益气，轻身"，枳实善于消心下痞，以其苦而泄之，可利五脏气机。一则白术，术主"风寒湿痹，死肌，痉，疸，止汗，除热，消食，作煎饵。久服，轻身延年，不饥"，白术善于祛湿，以其苦而燥之，并可健脾消食。清代李彣在《金匮要略广注》中说："后张易水治痞用枳术丸，亦从此方化出。但此乃水饮所作，则用汤荡涤之；彼属食积，则用丸消磨之，一汤一丸，各有深意，非漫无主张也。"后代张元素治疗食积之枳术丸从此方演变而来，李氏认为，两者比较而言，汤力峻，可荡涤水饮；丸力缓，可消磨食积，两方各有深意。此例患者自觉饮水发臭、食物堵在胃脘，不往下走，并非单纯食积，而是化疗后，正气大虚，胃气衰弱，故可见纳差；又自觉饮水发臭，笔者认为此为胃的一种抗邪的表现，因胃气虚，水饮积滞，故抗拒水液；且又见苔腻，故笔者诊断为水气病，方以枳术汤。方证相应，患者服药2剂后，胃脘部发堵好转60%，胃口较前好转。服用4剂后，患者胃脘部发堵基本痊愈，食物停滞感已消失。

（王辉）

是药亲尝——经方治愈脱发 1 年余案

关键词：亲试经方；脱发；多梦；脉虚

王某，女，23 岁。**初诊日期：** 2018 年 9 月 20 日。

主诉： 脱发 1 年余。

现病史： 笔者 1 年余前因重大家庭变故导致脱发，每次洗头时，可见水池、双手上沾满大量脱发，自觉 1 年间发量减少 1/3。

刻下症： 脱发，每次梳头时，可见 20～30 根头发脱落，入睡困难，多梦，纳一般，头怕冷，严重时睡觉时需戴帽子，或以被子相捂。容易疲劳，既怕冷又怕热，大便 1～2 日 1 行，偏干。

查体： 舌暗，苔薄白，脉细弱。

方证辨证：

《金匮要略·血痹虚劳病脉证并治第六》说："夫失精家少腹弦急，阴头寒，目眩，发落，脉极虚芤迟，为清谷，亡血，失精。脉得诸芤动微紧，男子失精，女子梦交，桂枝加龙骨牡蛎汤主之。"**笔者临床体会到桂枝加龙骨牡蛎汤的方证是：脱发，噩梦频频，少腹拘急，梦遗失精，头晕目眩，失眠，偏怕冷，容易疲劳，脉虚。**笔者脱发，入睡困难，多梦，头怕冷，容易疲劳，脉细弱，符合桂枝加龙骨牡蛎汤的方证，故辨证为桂枝加龙骨牡蛎汤证。

诊断： 虚劳病，桂枝加龙骨牡蛎汤证。

治疗： 方用桂枝加龙骨牡蛎汤。

桂枝 12g，生白芍 12g，生甘草 8g，生姜 12g，大枣 12g，生龙骨 12g，牡蛎 12g。

5 剂，颗粒剂，日 1 格，早、中、晚饭后半小时温服。

二诊（2018 年 11 月 21 日）： 服药后掉发量明显减少。两个月间，虽然掉发量时有波动，但每次最多6～7根。头怕冷症状好转60%，睡眠较前好转。

按语:《金匮要略·血痹虚劳病脉证并治第六》说:"夫失精家少腹弦急,阴头寒,目眩,发落,脉极虚芤迟,为清谷,亡血,失精。脉得诸芤动微紧,男子失精,女子梦交,桂枝加龙骨牡蛎汤主之。桂枝加龙骨牡蛎汤方:桂枝、芍药、生姜各三两,甘草二两,大枣十二枚,龙骨、牡蛎各三两。上七味,以水七升,煮取三升,分温三服。"此方用于治疗虚劳失精之证,表现为少腹拘急不适感,自觉头脑中发凉、发寒,可有头晕目眩,脉为虚脉,细弱芤迟,平素可有下利清谷,或者有崩漏、梦遗失精等。清代徐灵胎在《兰台轨范·虚劳方》中说:"脉极虚芤迟,乃为虚寒之症,故用桂枝及建中等汤。"徐氏认为此由虚寒所致,由肾阳虚弱,肾气不固,精津亡失,故脉表现为"极虚芤迟";肾主发,故可见脱发;头为诸阳之会,阳虚头可见发寒发凉;精少,不足以供头窍,故可见头晕目眩;肾精不足,相火内动,故可见梦遗失精。方以桂枝及建中类汤,以扶助阳气。《神农本草经》载龙骨"主心腹鬼疰,精物老魅,咳逆,泄痢脓血,女子漏下,癥瘕坚结……久服轻身,通神明,延年",牡蛎主"主伤寒寒热,温疟洒洒,惊、恚、怒气。除拘缓,鼠瘘,女子带下赤白。久服强骨节,杀邪鬼,延年"。后世认为龙骨属阳,入心、肝、肾,心藏神,肝藏魂,肾藏志,故可安神魂而定志;牡蛎属阴,入肾经,可壮水而熄相火。既扶助阳气,固敛精气,又使相火不妄动,故失精可固,脱发可止。

清代李彣在《金匮要略广注》中说:"李升玺曰:或问失精梦交,皆劳伤阴分之证,何以不单用养阴药而用此汤?不知病虽伤于阴,而其本实在亡阳,故用桂枝、龙骨等益阳之药,夫阳生则阴固矣,此制方之精义也。"失精家,属于虚劳劳伤及阴分,不用滋阴之品、补益肾精,皆因病本在于亡阳,故以桂枝汤加龙骨牡蛎扶阳而固阴。

笔者1年余前,因重大家庭变故,大悲加上饮食作息不规律,导致脱发、多梦，完全符合桂枝加龙骨牡蛎汤的方证，故用之效神，1剂而脱发明显减少，头怕凉一症也明显好转。是以学经方者，不但利于病患，也造福于自身。

（王辉）

周光春，女，主治医师，硕士研究生，毕业于北京中医药大学，先后于北京中医药大学东方医院、中国中医科学院广安门医院学习和规范化培训4年。系何庆勇教授北京市医师规范化培训师带徒学生，现工作于北京市通州区中西医结合医院内科。

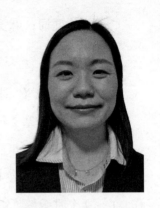

小方治慢病——经方治疗鼻鼽案

关键词：麻黄细辛附子汤；桂枝汤；恶风；鼻塞

周某，女，32岁。**初诊日期：** 2018年8月5日。

主诉： 反复鼻塞2年，加重1周。

现病史： 患者2年前受凉感冒后出现反复鼻塞、流清涕，晨起及接触凉水后明显，天气变暖后逐渐好转。平素易感冒，每次感冒后亦发作，1～2个月缓解，影响睡眠和心情。近1周感冒后再次鼻塞，难以耐受，遂来诊。

刻下症： 鼻塞，受风受凉加重，天气炎热却不敢吹空调，严重时难闻食嗅，双侧鼻孔堵塞感，夜间需要张口呼吸，影响睡眠，晨起打喷嚏、流清涕，易出汗，后背恶风，怕凉，纳可，二便调。

查体： 舌淡红，苔薄白稍腻，脉沉细弱。

方证辨证：

《伤寒论·辨少阴病脉证并治第十一》说："少阴病，始得之，反发热脉沉者，麻黄细辛附子汤主之。"**笔者临床体会到麻黄细辛附子汤的方证是：发热，畏寒，流清鼻涕，打喷嚏，咽痛，精神困倦萎靡，情绪低落，对事物缺乏兴趣，脉沉。** 本案患者恶风，怕冷，炎夏不敢吹空调，平素易反复感冒，脉沉细，晨起喷嚏，流清涕，符合麻黄附子细辛汤的方证，故辨证为麻黄细辛附子汤证。

《伤寒论·辨太阳病脉证并治上第五》说："太阳病，头痛，发热，汗出，恶风，桂枝汤主之。"《伤寒论·辨太阳病脉证并治中第六》又说："病常自汗出者，此为荣气和……以卫气不共荣气和谐故尔……宜桂枝汤。"**笔者临床体会到桂枝汤的方证是：头痛，发热，有汗，怕风，舌淡红，苔薄白，脉浮。** 本案患者有汗出、恶风、易反复感冒的体质及脉沉细弱，符合桂枝汤的方证，故辨证为桂枝汤证。

诊断：鼻鼽病，麻黄细辛附子汤证；自汗，桂枝汤证。

治疗：方用麻黄细辛附子汤合桂枝汤。

黑顺片 12g，细辛 3g，麻黄 6g，桂枝 15g，白芍 15g，生姜 9g，大枣 10g，炙甘草 6g。

5 剂，颗粒剂，日 1 剂，早、中、晚饭后半小时冲服。

二诊（2018 年 8 月 10 日）：患者诉随服药剂数增多，鼻塞程度逐渐减轻，由双侧鼻孔堵塞感到单侧鼻孔堵塞感，汗出减轻，仍恶风，夜间仍间断需要张口呼吸。效不更方，原方再服用 17 天，未再鼻塞，睡眠安然，偶有汗出，稍恶风。随访 3 个月，现入冬季，流感季节，患者未感冒，已无鼻塞，诉怕冷怕风症状较往年明显改善。

按语：《伤寒论·辨少阴病脉证并治第十一》说："少阴病，始得之，反发热脉沉者，麻黄细辛附子汤主之。麻黄二两，细辛二两，附子一枚。上三味，以水一斗，先煮麻黄，减二升，去上沫，内诸药，煮取三升，去滓，温服一升，日三服。"此条论述里阳不足、兼有外感的治法。清代钱潢在《伤寒溯源集·卷之九·少阴篇》里说："察其发热，则寒邪在表；诊其脉沉，则阴寒在里。表者，足太阳膀胱也；里者，足少阴肾也；肾与膀胱，一表一里而为一合。表里兼治，故以麻黄发太阳之汗，以解其在表之寒邪，以附子温少阴之里，以补其命门之真阳，又以细辛之气温味辛，专走少阴者，以助其辛温发散，三者合用，补散兼施，虽发微汗，无损于阳气矣，故为温经散寒之神剂。"钱氏认为内有阴寒、外有表寒，出现脉沉发热之证，是太阳膀胱经及少阴肾经两经相感的表现，治疗当以麻黄发在表之寒，以附子温在里之阳，细辛助附子辛温发散，这一方子是温经散寒的神药。现代伤寒大家刘渡舟教授在《伤寒论讲稿·辨少阴病脉证并治法》中说："见少阴脉沉，沉主里，反映少阴阳气不足而虚寒，证为太阳表证，脉为少阴之脉。太阳在表风寒之邪不解，而少阴里阳已虚，为太阳少阴两感为病。因此，仲景提出兼顾之治疗法，麻黄细辛附子汤主之。"刘老也认为麻黄细辛附子汤是为阳虚外感而设，在外的症状为发热，沉脉为主里的脉象。

《伤寒论·辨太阳病脉证并治上第五》说："太阳病，头痛，发热，汗出，恶风，桂枝汤主之。"《伤寒论·辨太阳病脉证并治中第六》又说："病常自汗出者，此为荣气和……以卫气不共荣气和谐故尔……宜桂枝汤。桂枝三两，芍药三两，甘草二两，生姜三两，大枣十二枚。上五味，㕮咀三味，以水七升，微火煮取三升，去滓，适寒温，服一升。服已，须臾啜热稀粥一升余，以助药力。温覆令一时许，遍身漐漐，微似有汗者益佳，不可令如水流漓，病必不除。"这些条文，表明仲景原意桂枝汤既治疗太阳中风之表证，表现为发热、汗出、恶风；也治疗无外感表证的自汗病，表现为无发热、自汗出。清代柯琴的《伤寒论注·桂枝汤汤证上》说："发热时汗便出者，其营气不足。因阳邪下陷，阴不胜阳，故汗自出也。此无热而常自汗者，其营气本足。因阳气不固，不能卫外，故汗自出。当乘其汗正出时，用桂枝汤啜稀热粥。是阳不足者，温之以气，食入于阴，气长于阳也。阳气普遍，便能卫外而为固，汗不复出矣。和者平也，谐者合也。不和见卫强，不谐见营弱，弱则不能合，强则不能密，皆令自汗。但以有热、无热别之，以时出、常出辨之，总以桂枝汤啜热粥汗之。"可见桂枝汤能调和营卫，治疗以汗出为特点的太阳表证及自汗病。日·矢数道明著《临床应用汉方处方解说》载桂枝汤曰："多用于平素体质虚弱，表虚（皮肤之抵抗力弱）外感者，亦可用于其他一般虚证体质而引起之杂病。"矢数道明认为，桂枝汤可治疗体质虚弱者的外感病和各种杂病。方中桂枝为君药，解肌发表，散外感风寒，又用芍药为臣，益阴敛营。桂、芍相合，一治卫强，一治营弱，合则调和营卫，两者相须为用。生姜辛温，既助桂枝解肌，又能暖胃止呕。大枣甘平，既能益气补中，又能滋脾生津。姜、枣相合，还可以升腾脾胃生发之气而调和营卫，所以并为佐药。桂枝汤被誉为"仲景群方之冠，乃滋阴合阳，调和营卫，解肌发汗之总方也"。

本案患者平素容易感冒，为体质偏弱的人，表现为时常自汗出，恶风，所以可使用滋阴合阳、调和营卫的桂枝汤；同时该患者怕冷怕风，后背易凉，脉沉细，为里阳不足的表现，反复的鼻塞流涕，又兼有外感，所以选用温里阳、解表寒的麻黄附子细辛汤。二者叠用，效果明显。因囿于细辛剂量管制，用量较少，没有"一剂知，二剂已"这样速效，但也合慢病缓图之意，终能帮患者解忧，于医者而言是一件开心的事。

（周光春）

"旁敲侧击"解烦忧
——治疗后背瘙痒、顽固性便秘案

关键词：大柴胡汤；茵陈蒿汤；枳术丸；后背瘙痒；顽固性便秘

闻某，男，67岁。**初诊日期：** 2018年7月13日。

主诉： 后背瘙痒3个月。

现病史： 近3个月后背瘙痒，挠之不解痒，外用药膏涂抹不效，生化检查未见明显异常，遂来诊。

刻下症： 满后背瘙痒，无皮疹，每日搔挠多次，挠之不解痒，外用药膏涂抹不效，口干、口苦，腹胀、进食后尤甚，便秘已有十余年，间断服用通便药后大便能解，但不痛快。头部较身体其他部位易出汗，尤其是进食时头汗较多。纳可，睡眠佳。观其面色肌肤暗黄，腹膨隆，按压腹部紧张，重按胃脘部有压痛。舌暗红，苔薄黄，脉弦滑。

方证辨证：

《金匮要略·腹满寒疝宿食病第十二》说："按之心下满痛者，此为实也，当下之，宜大柴胡汤。"笔者临床体会到大柴胡汤的方证是：**面色偏红，往来寒热，胸胁苦满，心烦喜呕，脾气急，胃腹部按之胀满或疼痛，大便干结或胁热下利，苔黄，脉弦而有力。** 本案患者按压腹部紧张，重按胃脘部有压痛，符合大柴胡汤方证，故辨证为大柴胡汤证。

《金匮要略·水气病脉证并治第十四》说："心下坚大如盘，边如旋盘，水饮所作，枳术汤主之。"李东垣的《内外伤辨惑论》载其老师张元素所创枳术丸从枳术汤化裁而来，清代汪昂《医方集解》谓其"消痞除痰，健脾进食。白术三两，枳实一两，为末，荷叶包，陈米饭煨干为丸"。**笔者临床体会到枳术丸的方证是：心下胀满硬，胃脘部发堵，有食物停滞感，纳差，苔腻。** 本案患者有腹胀、进食后加重，腹部紧张，便秘已有十余年，间断服用通便药后大便能解，但不痛快，符合枳术丸的方证，故辨证为枳术丸证。

《伤寒论·辨阳明病脉证并治第八》说："阳明病，发热汗出者，此为热越，不能发黄也；但头汗出，身无汗，剂颈而还，小便不利，渴饮水浆者，此为瘀热在里，身必发黄，茵陈蒿汤主之。"**笔者临床体会到茵陈蒿汤的方证是：肌肤黄或巩膜黄，口干，头汗多，大便干。**本案患者面色肌肤暗黄，头部较身体其他部位易出汗，口干，口苦，大便干，符合茵陈蒿汤的方证，故辨证为茵陈蒿汤证。

诊断：便秘，大柴胡汤证；黄疸病，茵陈蒿汤证；痞满，枳术丸证。

治疗：大柴胡汤合茵陈蒿汤合枳术丸。

柴胡15g，黄芩10g，枳实10g，白芍30g，生大黄6g，炙甘草6g，生姜9g，茵陈蒿15g，栀子10g，生白术30g，大枣10g，党参10g，土茯苓30g，砂仁6g，木香10g。

7剂，配方颗粒，日1剂，早、晚饭后半小时冲服。

二诊（2018年7月20日）：患者诉服药3剂后大便痛快，腹胀、瘙痒减轻30%，7剂后瘙痒减轻70%，头部出汗减轻50%。上方加大枳实用量为15g，再服7剂。

三诊（2018年7月27日）：患者诉大便通畅，无明显腹胀，瘙痒减轻90%，头部出汗减轻80%，无明显口苦，稍口干。上方减生大黄量为3g，去土茯苓，再服7剂。后患者未再复诊。3月后再见患者，告诉笔者已无瘙痒症，大便通畅，进食时偶有头汗出，余无不适。

按语：《金匮要略·腹满寒疝宿食病第十二》说："按之心下满痛者，此为实也，当下之，宜大柴胡汤。柴胡半斤，黄芩三两，芍药三两，半夏半升，生姜五两，枳实四枚，大枣十二枚。上七味，以水一斗二升，煮取六升，去滓再煎，温服一升，日三服。一方加大黄二两。若不加，恐不为大柴胡汤。"清代周扬俊《金匮玉函经二注·腹满寒疝宿食病脉证治第十》说："心下者，胸也。满且痛，不属有形乎，故曰实，实则当去。然何取于大柴胡汤？柴胡，表药也，非有外邪，无取两解，乃必出于此者。正以实则必满，按则必痛，以至内发热，津液耗而元气下陷，势所必至也。故仲景以柴胡升清阳为主治，而散满者，去热者，收阴者，下结者，各有分治，且兼姜枣以益脾液。取意岂浅鲜哉？"周氏认为大柴胡汤是治疗实证的，可以升清阳、散满、去热、收阴、下结、益脾阴。当代经方大家黄煌教授认为，大柴胡汤应用广泛，结合仲景原文，"按之心下满痛""呕吐""郁郁微烦""往来寒热"是大柴胡汤的四大主症，并认为郁热是大柴胡汤证的基本病机，大柴胡汤是和解剂，可以解郁开结，让内结的热气散去，疏通表里之气。本案患者腹胀、便秘、胃脘部按压疼痛，形体尚壮实，故以大柴胡汤解郁开结。

《伤寒论·辨阳明病脉证并治第八》说："阳明病，发热汗出者，此为热越，不能发黄也；但头汗出，身无汗，剂颈而还，小便不利，渴饮水浆者，此为瘀热在里，身必发黄，茵陈蒿汤主之。茵陈蒿六两，栀子十四枚，大黄二两。上三味，以水一斗二升，先煮茵陈，减六升，煮取三升，去滓，分三服。小便当利，尿如皂荚汁状，色正赤，一宿腹减，黄从小便去也。"金代成无己《注解伤寒论·辨阳明病脉证并治第八》说："但头汗出，身无汗，剂颈而还者，热不得越也；小便不利，渴引水浆者，热甚于胃，津液内竭也；胃为土而色黄，胃为热蒸，则色夺于外，必发黄也。与茵陈汤，逐热退黄。"清代钱潢《伤寒溯源集·正阳阳明证治第十二》说："若但头汗出，则阳邪独盛于上。身无汗，则热邪不得外泄。剂颈而还者，三阳之经络皆上至头，三阴之经络皆至颈而还，足见邪热固闭，阴阳离异，营卫不行，腠理不通也。邪热炽盛而三焦不运，气化不行，故小便不利，水湿不得下泻。且胃热枯燥而渴饮水浆，则水湿又从上入，其湿蒸郁热，瘀蓄在里，故身必发黄。其湿热之邪，急宜攘逐，故以茵陈蒿汤主之。"钱氏认为湿热内蕴，阳邪独盛于上，故头汗多、身无汗，热邪不得外泄，水湿不得通利，瘀蓄于里，见肌肤发黄。本案患者肌肤偏黄，头汗多，故以茵陈蒿汤清热利湿。

《金匮要略·水气病脉证并治第十四》说："心下坚大如盘，边如旋盘，水饮所作，枳术汤主之。枳术汤方：枳实七枚，白术二两。上二味，以水五升，煮取三升，分温三服，腹中软，即当散也。"枳术汤主要是治疗内有停饮，导致心下坚大如盘，故以大剂量消导药枳实配相对少量白术，做汤剂以荡涤水饮。后张元素减枳实用量，增加白术剂量化裁为枳术丸，炒白术三倍于枳实，以补为主，侧重于健脾，辅以消导。李东垣在此基础上加味，加木香为木香枳术丸，再加砂仁为香砂枳术丸，具有破滞气、消饮食、强脾胃之功。另白术生熟有别，生白术具有通便之功，该患者腹部胀满，苦于便秘多年，故选枳术丸，易炒白术为生白术。

本案患者以瘙痒为主诉就诊，但参照其长期腹胀便秘、口干口苦、头汗多、肌肤黄、腹部膨隆紧张等特点，符合大柴胡汤、茵陈蒿汤、枳术丸主证。此案例合用土茯苓，明代李时珍《本草纲目·草部第十八卷·草之七》载："土茯苓，气味淡平，健脾胃，强筋骨，去风湿，利关节，止泄泻，治拘挛骨痛，恶疮痈肿，解汞粉、银朱毒。"清代张德裕《本草正义·卷之六·草部》载："此物蔓生，而根又节节连贯，性又利湿去热，故能入络，搜剔湿热之蕴毒。"可见土茯苓善于入络，搜剔湿热蕴毒。瘙痒似为肌肤病，结合此患者，其病机在于郁热不散，湿热内蕴，入络侵肤，故以大柴胡汤合茵陈蒿汤合枳术丸合土茯苓，解郁热、清湿热、健脾消滞，使郁热得解、湿热得除、气机得畅，故瘙痒自除。

（周光春）

效如桴鼓——治疗急性化脓性扁桃体炎案

关键词：黄连黄芩麦冬桔梗甘草汤；银翘散；咽痛；发热

陈某，男，31岁。**初诊日期：**2018年6月26日。

主诉：反复咽痛两年余，再发3天。

现病史：近两年患者因从事配音工作，说话较多，反复咽痛，喑哑，对症服用抗生素及解毒利咽类中成药可好转，但间隔半月或1个月又反复。近3天咽痛再发，伴有低热，最高体温37.8℃，服用头孢类及清热解毒中成药效果不佳，影响配音工作，遂来诊。

刻下症：咽干咽痛，干痛如裂，夜间痛醒，不欲饮水及进食，低热，喑哑，可咯出少量黏痰，大便偏干，舌红，苔薄黄，脉弦滑。查体见扁桃体红肿，Ⅱ度肿大，上可见少量脓点。

方证辨证：

桂林古本《伤寒杂病论·伤风病脉证并治第十一》说："风病，胸中痛，胁支满，膺背肩胛间痛，嗌干，善噫，咽肿，喉痹，脉浮洪而数，此风邪乘心也，黄连黄芩麦冬桔梗甘草汤主之。"**笔者临床体会到黄连黄芩麦冬桔梗甘草汤的方证是：咽干咽痛，咽部有黏痰，扁桃体肿大，发热。**本案患者咽干咽痛，干痛如裂，低热，喑哑，可咯出少量黏痰，符合黄连黄芩麦冬桔梗甘草汤的方证，故辨证为黄连黄芩麦冬桔梗甘草汤证。

《温病条辨·卷一·上焦篇》说："太阴之为病，脉不缓不急而动数，或两寸独大，尺肤热，头痛，微恶风寒，身热，自汗，口渴，或不渴而咳，午后热甚者，名曰温病。太阴风温、温热、温疫、冬温，初起恶风寒者，桂枝汤主之；但热不恶寒而渴者，辛凉平剂银翘散主之。""太阴温病，恶风寒，服桂枝汤已，恶寒解，余病不解者，银翘散主之。"笔者临床体会到银翘散的方证是：**发热，咽痛，咽红，咽干，口渴，鼻塞，流黄涕，不恶寒或怕热**。本案患者低热，咽干咽痛，干痛如裂，扁桃体红肿，符合银翘散的方证，故辨证为银翘散证。

诊断：喉痹病，黄连黄芩麦冬桔梗甘草汤证、银翘散证。

治疗：黄连黄芩麦冬桔梗甘草汤合银翘散。

黄连 5g，黄芩 9g，麦冬 10g，桔梗 10g，生甘草 10g，金银花 15g，连翘 10g，竹叶 10g，荆芥 6g，牛蒡子 10g，淡豆豉 15g，薄荷 6g，芦根 20g，射干 6g，生姜 6g，大枣 9g。

5 剂，颗粒剂，日 1 剂，早、中、晚饭后半小时冲服。

随访（2018 年 7 月 6 日）：患者诉服药当晚咽干咽痛即明显好转，第 2 天可饮水进食，未再发热，服药两剂半后，自行停药，可正常配音。嘱其剩下的汤药再有类似症状时及时服用，以免病情加重影响工作，平素需注意多饮水，保持咽喉部湿润。

按语：桂林古本《伤寒杂病论·伤风病脉证并治第十一》说："风病，胸中痛，胁支满，膺背肩胛间痛，嗌干，善噫，咽肿，喉痹，脉浮洪而数，此风邪乘心也，黄连黄芩麦冬桔梗甘草汤主之。黄连一两半，黄芩三两，麦门冬二两，桔梗三两，炙甘草二两。上五味，以水六升，煮取三升，去滓，温服一升，日三服。"桂林古本《伤寒杂病论》是中医学家黄竹斋先生从桂林医家罗哲初先生处得张仲景四十六世孙张绍祖家藏《伤寒杂病论》第十二稿手抄本，较通行本《伤寒杂病论》多出 1/3 内容。黄连黄芩麦冬桔梗甘草汤即出于多出的 1/3 内容里，目前尚无针对此条的注解及发挥。笔者用此方得益于读原文、抓主证，曾治疗一急性咽喉痛、夜不能眠的亲戚，服用抗生素无效，以 2 剂黄连黄芩麦冬桔梗甘草汤治愈。自此，常以此方治疗咽喉肿痛、疼痛难耐患者，疗效奇好。

《温病条辨·卷一·上焦篇》说："太阴风温、温热、温疫、冬温，初起恶风寒者，桂枝汤主之；但热不恶寒而渴者，辛凉平剂银翘散主之。银翘散方：连翘一两，银花一两，苦桔梗六钱，薄荷六钱，竹叶四钱，生甘草五钱，芥穗四钱，淡豆豉五钱，牛蒡子六钱。上杵为散，每服六钱，鲜苇根汤煎，香气大出，即取服，勿过煎。病重者，约二时一服，日三服，夜一服；轻者三时一服，日二服；夜一服；病不解者，作再服。""太阴温病，恶风寒，服桂枝汤已，恶寒解，余病不解者，银翘散主之。"清代张秉成《成方便读·卷之一·发表之剂》说："此方吴氏《温病条辨》中之首方，所治之温病，与瘟疫之瘟不同，而又与伏邪之温病有别。此但言四时之温邪，病于表而客于肺者，故以辛凉之剂，轻解上焦。银花、连翘、薄荷、荆芥皆辛凉之品，轻扬解散，清利上焦者也。豆豉宣胸化腐，牛蒡利膈清咽；竹叶、芦根，清肺胃之热而下达，桔梗、甘草，解胸膈之结而上行。此淮阴吴氏特开客气温邪之一端，实前人所未发耳。"现代中医学家秦伯未《谦斋医学讲稿·五·温病一得》云："银翘散的主病是风温，风温是一个外感病，外邪初期都应解表……它的组成就应该以豆豉、荆芥、薄荷的疏风解表为君，因系温邪，用银、翘、竹叶为臣；又因邪在于肺，再用牛蒡子、桔梗开宣上焦，最后加生甘草清热解毒，以鲜芦根清热止渴煎汤。"秦老认为豆豉、薄荷、荆芥为君药，契合《素问·至真要大论》"风淫于内，治以辛凉，佐以苦甘"的要旨。

笔者临床治疗上感类疾病，若无明显恶寒、无汗、肌肉酸痛等表证，具有热象，如咽红、扁桃体肿大化脓、口干、低热、咳嗽咳痰、舌红、苔黄、脉弦滑或脉数的患者，均以黄连黄芩麦冬桔梗甘草汤合银翘散治疗，较抗生素治疗者效果更好。

（周光春）

吴海芳，毕业于北京中医药大学，硕士研究生，导师为中国中医科学院广安门医院心血管科何庆勇主任医师，现于北京市昌平区妇幼保健院主持中医妇科工作，在中文核心期刊发表近10篇论文。近10年来，潜心钻研中医经典，较为系统地掌握了"类方－方证－主证"辨证，古脉法，遍诊法，经络、藏象诊治术，专病专药专方术等经典中医诊疗体系。临床上，尊历代名家辨病、辨证、辨体之理法方药，佐以针灸、推筋等手法，多有效验。

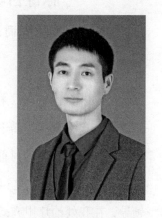

脉证合参治愈失眠伴头痛半月案

关键词：小柴胡汤方证；失眠；头痛

Leah，女，45 岁。**初诊日期：** 2017 年 2 月 16 日。

主诉： 失眠伴头痛半月。

现病史： 患者半月前出现失眠，入睡困难，易醒，睡眠浅，同时伴有头痛，精神状态渐差（其为菲律宾人，本科学历，雇主为某机关单位领导，在我处治疗甲亢效佳），由其雇主引荐而就诊于我处。

刻下症： 失眠，入睡困难，易醒，睡眠浅，头痛，神疲，周身疼痛，口干口苦，往来寒热，昨夜盗汗 1 次，纳欠佳，二便可，面色偏暗，少华，舌苔黄厚，六脉弦，双关满。

方证辨证：

《伤寒论·辨太阳病脉证并治第六》云："伤寒五六日中风，往来寒热，胸胁苦满，嘿嘿不欲饮食，心烦喜呕，或胸中烦而不呕，或渴，或腹中痛，或胁下痞硬，或心下悸、小便不利，或不渴，身有微热，或咳者，小柴胡汤主之……若心下悸，小便不利者，去黄芩，加茯苓四两。" **笔者临床体会到小柴胡汤的方证是：往来寒热，胸胁苦满，嘿嘿不欲饮食，心烦喜呕，口苦，咽干，目眩，脉弦。** 本案中患者主诉失眠、头痛，六脉应手而弦，小柴胡汤原文立刻呈现于胸，当问及是否存在一阵凉一阵热时，患者眼泪夺眶而出，笔者诧异，后得知，患者因惊讶于医生对自己的症状了如指掌而激动落泪。根据方证辨证，该患者口干口苦、往来寒热、脉弦，符合小柴胡汤的方证，故辨为小柴胡汤证。

诊断： 失眠，小柴胡汤证。

治疗： 小柴胡汤。

柴胡 24g，大枣 3 枚，清半夏 12g，生姜 15g，党参 12g，黄芩 9g，炙甘草9g。

5剂，水煎服，代煎，1剂出2袋，早、晚各1袋。

二诊： 患者诉服用1剂药后，失眠明显好转，服用2剂药后，口苦已无，往来寒热感明显减轻，5剂药后，头痛仅有轻微感觉，综合舌脉症状，原方加量及增减以固疗效。

按语：《伤寒论·辨太阳病脉证并治中第六》说："伤寒五六日中风，往来寒热，胸胁苦满，嘿嘿不欲饮食，心烦喜呕，或胸中烦而不呕，或渴，或腹中痛，或胁下痞硬，或心下悸，小便不利，或不渴，身有微热，或咳者，小柴胡汤主之。柴胡半斤，黄芩、人参、甘草（炙）、生姜各三两（切），大枣十二枚（擘），半夏半升（洗）。上七味，以水一斗二升，煮取六升，去滓，再煎取三升，温服一升，日三服。若胸中烦而不呕者，去半夏、人参，加瓜蒌实一枚；若渴，去半夏，加人参，合前成四两半，瓜蒌根四两；若腹中痛者，去黄芩，加芍药三两；若胁下痞硬，去大枣，加牡蛎四两；若心下悸，小便不利者，去黄芩，加茯苓四两；若不渴，外有微热者，去人参，加桂枝三两，温覆微汗愈；若咳者，去人参、大枣、生姜，加五味子半升，干姜二两。"

金代成无己《注解伤寒论·卷三·辨太阳病脉证并治法第六》曰："病有在表者，有在里者，有在表里之间者。此邪气在表里之间，谓之半表半里证……或中风，或伤寒，非是伤寒再中风，中风复伤寒也。经曰：伤寒中风，有柴胡证……谓或中风，或伤寒也。邪在表则寒，邪在里则热。今邪在半表半里之间，未有定处，是以寒热往来也……邪初入里，未有定处，则所传不一，故有或为之证……"观成氏言，知小柴胡汤证，其邪在表里之间，伤寒或中风皆可传至其间，或表或里而成往来寒热及诸或为之证。

清代汪莲石《伤寒论汇注精华·卷一之中·辨太阳病脉证篇中》云："五脏之经俞在背，主太阳；五脏之气由胸而出，亦司于太阳。太阳之气运行于皮毛，从胸膈而出入。盖胸乃太阳出入之部，胁为少阳所主之枢。柴胡根生白蒻，香美可食，感一阳之气而生；半夏气味辛平，形圆色白，感一阴之气而生；人参、甘草、生姜、大枣，滋补中焦之气，而横达四旁；黄芩气味苦寒，外肌肉而内空腐，能解躯形之邪热。正气内出，邪热外清，此运枢却病之神方也。"太阳为表，少阳为枢，小柴胡汤诸药相合可内托正气外出抗邪，外清邪热以防内侵，扶正祛邪，运枢却病之神方。

笔者临床体会到小柴胡汤的方证是：往来寒热，胸胁苦满，嘿嘿不欲饮食，心烦喜呕，口苦，咽干，目眩，脉弦。以上症状不必悉具，但见一症即可考虑用小柴胡汤。本案中患者口干口苦、往来寒热、脉弦，符合小柴胡汤的方证，故用之以和解少阳。

本案特别值得一提的是，患者以失眠头痛就诊，脉症合参，初步拟用小柴胡汤，再根据条文及小柴胡汤方证辨证要点，确认可投此方。本案提示我们，临床上若能熟练运用多种辨证方式，则遣方用药能更加精准，也能更接近"效如桴鼓"的境界。

（吴海芳）

寒温并用治疗失眠多梦 2 年，
月经量少伴经来腰酸胀 2 月案

关键词：上热下寒；寒热错杂；临证加减

姜某，女，34 岁。**初诊日期：**2018 年 12 月 31 日。

主诉：失眠多梦 2 年，月经量少伴经来腰酸胀 2 月。

现病史：患者 2 年前出现失眠，入睡难，伴有多梦，未予重视及诊治。2 月前出现月经量较前明显减少，2～3 日经净，伴随经期腰酸胀，遂就诊于我处。

刻下症：失眠多梦，月经量少，经来腰酸胀，受凉后加重，经期 2～3 日，有血块，膝以下凉，左上肢不适，小便可，大便干，2 日 1 次。

查体：舌胖大，舌质暗，舌下瘀络满布，六脉弦，尺沉，寸脉浮大而结。

方证辨证：

《伤寒论·辨厥阴病脉证并治第十二》说："厥阴之为病，消渴，气上撞心，心中疼热，饥而不欲食，食则吐蛔，下之利不止……蛔厥者，乌梅丸主之。又主久利。"**笔者认为乌梅丸的方证是：脉弦按之无力，脘腹胀满或痛，或胁痛，不欲饮食，肢冷，心中疼热，烦躁，口干，上热（上半身热或胃热）下凉（下半身寒或肠寒），大便稀溏或干结。**本案患者主因"失眠多梦 2 年，月经量少伴经来腰酸胀 2 月"就诊，但兼有下肢凉，上肢不适，结合脉象——六脉弦，寸盛尺沉，故本案患者方证辨证仍可辨为乌梅丸证。

诊断：不寐病、月经病，乌梅丸证。

治疗：方用乌梅丸加减。

黄柏10g，党参15g，肉桂3g，黑顺片30g，细辛9g，黄连9g，干姜10g，乌梅15g，川椒15g，当归60g，柴胡24g，黄芩9g。

12剂，日1剂，分2次，早、晚服用。

二诊：患者诉药后大便1日1次，质可，服用5剂后，睡眠改善，服至10剂时，恰逢经行，月经量增加，经行4日净，腰酸胀明显改善，下肢凉减轻。

治疗：守乌梅丸为基础方加减之。

按语：《伤寒论·辨厥阴病脉证并治第十二》说："厥阴之为病，消渴，气上撞心，心中疼热，饥而不欲食，食则吐蛔，下之利不止……伤寒脉微而厥，至七八日肤冷，其人躁无暂安时者，此为脏厥，非蛔厥也。蛔厥者，其人当吐蛔。今病者静，而复时烦者，此为脏寒。蛔上入其膈，故烦，须臾复止，得食而呕，又烦者，蛔闻食臭出，其人当自吐蛔。蛔厥者，乌梅丸主之。又主久利。乌梅三百枚，细辛六两，干姜十两，黄连十六两，当归四两，附子六两（炮，去皮），蜀椒四两（出汗），桂枝（去皮）六两，人参六两，黄柏六两。上十味，异捣筛，合治之，以苦酒渍乌梅一宿，去核，蒸之五升米下，饭熟捣成泥，和药令相得，内白中，与蜜杵二千下，丸如梧桐子大，先食饮服十丸，日三服，稍加至二十丸，禁生冷滑物臭食等。"《圆运动的古中医学·乌梅丸证治本位的意义》云："乌梅丸为肝脏阴寒之方。黄连、黄柏大寒之药，乃如是之重者。水寒则木郁生风，风又生热，热又伤津，津伤则风更动。寒不去风不息，热不去风更不息。寒温并用，木气之本性使然。此方虽寒温并用，仍以温水寒为主，清火热为辅。"彭氏认为乌梅丸治疗肝脏阴寒，温为主，清为辅，寒温并用，顺木之本性以和木息风。推而广之，临床上因木郁而致寒热错杂之症较常见，女性群体中更突出，上有燥热失眠，下有肢冷，结合脉象，投乌梅丸，随症加减，往往收效迅捷。结合笔者临床体会，总结《伤寒论》乌梅丸的方证是：**脉弦，按之无力，脘腹胀满或痛，或胁痛，不欲饮食，肢冷，心中疼热，烦躁，口**

干，上热（上半身热或胃热）下凉（下半身寒或肠寒），大便稀溏或干结。本案患者主因"失眠多梦2年，月经量少伴经来腰酸胀2月"就诊，但兼有下肢凉，上肢不适，结合脉象——六脉弦，寸盛尺沉，说明上热下寒之证明显，符合乌梅丸的方证，故予《伤寒论》乌梅丸和肝以温经清热。

值得一提的是，临床上寒热错杂之症纷繁复杂，运用乌梅丸可适当临证加减。例如本案中，患者便秘，血瘀象明显，故加大当归用量，患者兼有肝郁气机不畅之证，故佐以柴胡、黄芩疏肝清热。

（吴海芳）

心悸第一方——治愈反复心慌 4 月案

关键词：炙甘草汤方证；煎服法

王某，女，32 岁。**初诊日期：** 2017 年 10 月 22 日。

主诉： 反复心慌 4 个月。

现病史： 患者 4 个月前因工作劳累出现心慌，伴有失眠乏力，未予诊治，后经朋友推荐至我处就诊。

刻下症： 心慌，失眠，乏力，小腹酸痛，睡前易胃痛，纳可，二便调。

查体： 两颧部散在黄褐斑，舌滑，苔黄厚，边有齿痕，六脉芤，左脉缓而浮取弦。

方证辨证：

《伤寒论·辨太阳病脉证并治下第七》说："伤寒脉结代，心动悸，炙甘草汤主之。"**笔者临床体会到炙甘草汤的方证是：心悸亢进，精神萎靡，体质虚弱（多偏瘦），口干，皮肤枯燥，大便干燥。** 本案患者症见心慌乏力，脉芤，符合炙甘草汤的方证，故方证辨证为炙甘草汤证。

诊断： 心悸病，炙甘草汤证。

治疗： 方用炙甘草汤加减。

桂枝 20g，炙甘草 30g，大枣 15g，生姜 30g，柏子仁 6g，麦冬 15g，生地黄 30g，党参 15g，阿胶 6g，茯苓 30g，柴胡 10g，白扁豆 30g。

6 剂，每剂药入白酒 20mL 同煎，1 日 1 剂，分 2 次，早、晚饭后服用。

二诊： 患者诉服药两剂后心慌失眠明显改善，服药 6 剂后乏力，胃痛等症状均有减轻。

继续守炙甘草汤为基础方加减之以巩固治疗。

按语：《伤寒论·辨太阳病脉证并治下第七》说："伤寒脉结代，心动悸，炙甘草汤主之。甘草四两（炙），生姜三两（切），人参二两，生地黄一斤，桂枝三两（去皮），阿胶二两，麦门冬（去心）半升，麻仁半升，大枣三十枚（擘）。上九味，以清酒七升，水八升，先煮八味，取三升，去滓，内胶，烊消尽，温服一升，日三服。一名复脉汤。"《金匮要略·血痹虚劳病脉证并治第六》言："《千金翼》炙甘草汤，一云复脉汤。治虚劳不足，汗出而闷，脉结悸，行动如常，不出百日，危急者十一日死。"《金匮要略·肺痿肺痈咳嗽上气病脉证治第七》言："《外台》炙甘草汤，治肺痿涎唾多，心中温温液液者。"炙甘草汤本可治脉结代，心动悸，虚劳病，肺痿病。唐容川《血证论·卷二·吐血》中说："炙甘草汤，大补中焦，受气取汁，并借桂枝入心，化赤为血，使归于肝，以充百脉，为补血第一方。世医补血，而不得血之化源，虽用归地千石无益。"可见唐容川认为炙甘草汤为补血第一方，尤其擅长培补心肝之血。结合临床体会，**笔者认为，炙甘草汤的方证是：心悸亢进，精神萎靡，体质虚弱（多偏瘦），口干，皮肤枯燥，大便干燥。**本案患者症见心慌乏力、脉芤，符合炙甘草汤的方证，故投之炙甘草汤以补养心血，充实脉道。

煎服法：值得一提的是，本案遵循了仲景的煎服法。在清代唐容川的《伤寒论浅注补正》中就曾对此论述："佐以清酒煮药，使其捷行于脉道。"临床上，为了便于操作，一般嘱咐患者用少量白酒代替，具体用量需考虑患者的酒量。

（吴海芳）

小方治难症——反复头晕恶心3年，
加重伴右上肢疼痛3天案

关键词：苓桂术甘汤证；眩晕

刘某，女，49岁。**初诊日期**：2020年1月26日。

主诉：反复头晕恶心3年，加重3天。

现病史：患者3年前无明显诱因出现头晕，伴恶心，遍试西医输液、中医针刺等治疗方法，前后历时3月余，头晕恶心之症始得控制，此后3年间，症状时轻时重。3天前患者出现头晕恶心加重，活动后明显，伴右上肢疼痛不适，两天前就诊于某三甲医院，查血压以及头颅核磁等检查未见异常，予输液等治疗，未见明显疗效。患者甚为苦恼，经同事推荐就诊于我处。

刻下症：头晕恶心，活动后加重，伴随右上肢疼痛，胃脘不适，畏冷，下半身为主，寐差，性急躁，自汗。

查体：舌苔黄厚，舌下脂膜、瘀络互结，六脉沉濡，脉势缓而微。

方证辨证：

《伤寒论·辨太阳病脉证并治中第六》言："伤寒若吐、若下后，心下逆满，气上冲胸，起则头眩，脉沉紧，发汗则动经，身为振振摇者，茯苓桂枝白术甘草汤主之。"《金匮要略·痰饮咳嗽病脉证并治第十二》中说："心下有痰饮，胸胁支满，目眩，苓桂术甘汤主之……夫短气有微饮，当从小便去之，苓桂术甘汤主之。"**笔者临床体会到苓桂术甘汤的方证是：动则头晕（头晕与体位变换有关），动则心悸；心悸，常晨起、夜卧、饱食后发作；有气向心胸或咽喉部上冲，胸满，短气，面色黧黑或有水斑，苔水滑（欲滴）。**本案中患者头晕恶心，活动后加重，符合苓桂术甘汤的方证，故方证辨证为苓桂术甘汤证。

诊断：眩晕，苓桂术甘汤证。

治疗：方用苓桂术甘汤。

茯苓 30g，桂枝 20g，生白术 15g，炙甘草 15g。

4 剂，水煎服，日 1 剂，分 2 次，早、晚温服。

二诊：患者来诊时诉头晕恶心，右上肢疼痛好转 70% 以上，全身其他症状也有好转。后以苓桂术甘汤加减巩固调理。

按语：《伤寒论·辨太阳病脉证并治中第六》中说："伤寒若吐、若下后，心下逆满，气上冲胸，起则头眩，脉沉紧，发汗则动经，身为振振摇者，茯苓桂枝白术甘草汤主之。茯苓四两，桂枝三两（去皮），白术、甘草各二两（炙）。上四味，以水六升，煮取三升，去滓，分温三服。"又《金匮要略·痰饮咳嗽病脉证并治第十二》中说："心下有痰饮，胸胁支满，目眩，苓桂术甘汤主之。茯苓桂枝白术甘草汤方：茯苓四两，桂枝、白术各三两，甘草二两。上四味，以水六升，煮取三升，分温三服，小便则利……夫短气有微饮，当从小便去之，苓桂术甘汤主之。"清代吕震名《伤寒寻源·下集》言："此方主治太阴湿困，而膀胱之气不行……盖治痰饮大法，当以温药和之，温则脾阳易于健运，而阴寒自化。白术茯苓虽能理脾而胜湿，必合桂枝化太阳之气以伐肾邪，而通水道，方能取效。"吕氏认为此方主太阴湿困、膀胱气滞之证，组方精妙，是温药祛痰化饮的典型方剂。《胡希恕伤寒论讲座·太阳病篇·辨太阳病脉证并治中》说："'起则头眩'，一动作脑袋就要晕，这是胃有停水的一个主要症候……我们在临床上一般的头晕多属这个方子，尤其心跳……"胡老书中强调此为水停于胃，心悸、头晕之证尤宜用此方，症状常因体位变换而诱发。综上所述及结合临床体会，**笔者认为苓桂术甘汤的方证可总结为：动则头晕（头晕与体位变换有关），动则心悸；心悸，常晨起、夜卧、饱食后发作；有气向心胸或咽喉部上冲，胸满、短气，面色黧黑或有水斑，苔水滑（欲滴）。**本案中患者头晕恶心，活动后加重，符合苓桂术甘汤方证，故投之以祛痰饮，止眩晕。

（吴海芳）

陈鑫，字慧，女，出身于四川中医世家，北京中医药大学"卓越中医5+3"专业在读学生。现实习于中国中医科学院广安门医院，师承中国中医科学院广安门医院何庆勇主任医师。曾参与何庆勇主任医师的《备急千金药方对药》编写工作。曾游学澳洲两个月，参观澳洲 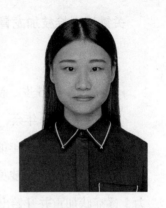 中医药发展，与当地中西医进行沟通交流。喜好经典，推崇经方汉学，在自家中医馆长大，生活在浓厚的中医药文化氛围下。后有幸拜入师门，在何师的指导下，读经典用经方，时常给身边亲朋好友临证处方，疗效颇佳。

虚劳失眠方——桂枝加龙骨牡蛎汤治愈失眠 3 年余案

关键词：桂枝加龙骨牡蛎汤；入睡困难；噩梦连连；半剂好转

陈某，男，25 岁。**初诊日期：**2018 年 10 月 3 日。

主诉：失眠 3 年余，加重 1 个月。

现病史：患者 3 年前因失恋而开始每日入睡困难，每晚噩梦连连，夜眠 5 ～ 6 小时，常梦见被人追杀，醒后乏力异常。1 个月前因工作压力上述症状加重并开始出现盗汗，因与笔者是多年好友，遂来求助。

刻下症：失眠、入睡困难，易疲劳，盗汗，纳可，小便稍偏多，夜尿 0 ～ 1 次，大便尚可，舌暗，苔少薄白，脉沉。

方证辨证：

《金匮要略·血痹虚劳病脉证并治第六》曰："夫失精家少腹弦急，阴头寒，目眩，发落，脉极虚芤迟，为清谷，亡血，失精。脉得诸芤动微紧，男子失精，女子梦交，桂枝加龙骨牡蛎汤主之。"**笔者临床体会到桂枝加龙骨牡蛎汤的方证是：脱发，噩梦频频，少腹拘急，梦遗失精，头晕目眩，失眠，偏怕冷，容易疲劳，脉虚。**本案患者失眠、入睡困难，噩梦连连，易疲劳，盗汗，符合桂枝加龙骨牡蛎汤的方证，故辨证为桂枝加龙骨牡蛎汤。

诊断：失眠，桂枝加龙骨牡蛎汤证。

治疗：方用桂枝加龙骨牡蛎汤。

桂枝 15g，生白芍 15g，生甘草 10g，大枣 12g，生姜 15g，龙骨 15g，牡蛎 15g。

5 剂，水煎服，日 1 剂，晚饭前后半小时温服。

患者诉当晚熬好药，喝一次，第二天醒来告知笔者，昨日眠安，一觉睡到天亮，醒后精神充沛，大喜，感激万分。

按语：《金匮要略·血痹虚劳病脉证并治第六》曰："夫失精家少腹弦急，阴头寒，目眩，发落，脉极虚芤迟，为清谷，亡血，失精。脉得诸芤动微紧，男子失精，女子梦交，桂枝加龙骨牡蛎汤主之。桂枝加龙骨牡蛎汤方：桂枝、芍药、生姜各三两，甘草二两，大枣十二枚，龙骨、牡蛎各三两。上七味，以水七升，煮取三升，分温三服。"上述条文明确指出了桂枝加龙骨牡蛎汤的主治范围：少腹拘急，头晕，脱发，遗精滑泄，梦多等，均是一派虚劳之象。所以桂枝加龙骨牡蛎汤临床常用于虚劳患者，以补治虚，以涩治遗，不单单治疗失眠，对于盗汗、遗精滑泄等患者均有不错疗效。

例如民国曹颖甫的《经方实验录·中卷·第五四案》中云："本汤既可治盗汗，又可治遗精，更可治盗汗之兼遗精者，所谓虚劳人是也。以中医之旧理释之，必曰，汗者，津液之散于表者也；精者，津液之注于下者也，虽有表下之不同，而本汤能保津液则一。此种抽象之说理，原属不错，但实在之病理变化决不如此简单。余更见一病者，先患盗汗，医以糯稻根、浮小麦等品以止之，于是遗精作。医又以熟地、五味、术、杞以补之，于是盗汗又起。二者更替为病，诸名医竟无术以疗之。缠绵数月，病者发狂，自楼上向街跃下。医院惧其生事，婉劝出院，后不知究竟。尚忆其人以服药日久，多看载药用说明之包药纸，亦能稍明药性。因是医下一药，彼必曰此药太热，或曰此药过凉。余按其人之病不足虑，而其评药之习却可畏，卒不得良医以起之者，非无因也。"曹颖甫的意思是桂枝加龙骨牡蛎汤既可以治盗汗又可以治疗遗精，也可治两种症状兼有的患者，掌握好其本质：治虚劳之证，掌握其方药之性：解表证，调阴阳，保津液。正如曹颖甫所言，有时候其人之病不足虑，但是若选方辨证出错，便可能出现不好的结局和预后。

看病救人的前提一定是要熟练掌握各种理法方药以及怎样去运用，例如此案的桂枝加龙骨牡蛎汤最基本的要点就是"虚劳"二字，紧紧扣住虚劳这个要点，再根据患者的主症，如盗汗、遗精滑泄、失眠多梦、少腹拘急等，若符合就投之此方，用经方的特点之一是疗效快，此案患者半剂服后疗效反应颇佳，也是证实了这一点。

徐氏云："桂枝汤，外证得之能解肌去邪气，内证得之能补虚调阴阳。加龙骨、牡蛎者，以失精梦交为神精间病，非此不足以敛其浮越也。"正如徐氏所言，此方用桂枝解表祛邪，调和阴阳，又用龙骨、牡蛎潜镇摄纳，故可治精血亏虚导致的精神情志方面的疾病，若不用此方，那疗效一定是不够的。这也从侧面反映了桂枝加龙骨牡蛎汤治疗精神情志方面的疾病是有一定疗效的。

（陈鑫）

虚劳胃痛方——治愈半夜胃痛1月余案

关键词：半夜胃痛；1剂愈

黄某，女，52岁。**初诊日期：**2018年10月14日。

主诉：半夜胃痛1月余。

现病史：患者1个月前每天凌晨3～4点出现胃脘部隐痛，发作1小时左右，患者平素体弱虚劳，既往有25年十二指肠溃疡和胃溃疡病史，一饿就胃痛发作。

刻下症：每天凌晨3～4点胃痛，纳差，易疲乏，失眠多梦，畏寒，小便多，夜尿2～3次，大便1日1次，不成形。舌淡苔白边有齿痕，脉细弱。

方证辨证：

《金匮要略·血痹虚劳病脉证并治第六》曰："虚劳里急，悸，衄，腹中痛，梦失精，四肢酸疼，手足烦热，咽干口燥，小建中汤主之。"**笔者临床体会到小建中汤的方证是：胃痛或心悸，易疲劳，多于饥饿时发作，畏寒，梦遗，四肢酸软或疼痛，手足烦热，咽干口燥，口渴。**本案患者胃痛，且易疲劳，失眠多梦，畏寒，符合小建中汤的方证，故辨证为小建中汤。

诊断：胃痛，小建中汤证。

治疗：方用小建中汤。

桂枝9g，生甘草10g，大枣12g，芍药18g，生姜9g，饴糖60g。

1剂，水煎服，日1剂，早、中、晚饭后半小时温服。

次日患者自诉昨晚一觉睡到6点，自我感觉良好，大喜告知，但自诉今日口干甚，饮水多，小便多，笔者将原方合用瓜蒌牡蛎散。随访两周，患者已连续服小建中汤半个月，半夜胃痛仅发作1次，预后颇好。

按语:《金匮要略·血痹虚劳病脉证并治第六》曰:"虚劳里急,悸,衄,腹中痛,梦失精,四肢酸疼,手足烦热,咽干口燥,小建中汤主之。小建中汤方:桂枝三两(去皮),甘草三两(炙),大枣十二枚,芍药六两,生姜二两,胶饴一升。上六味,以水七升,煮取三升,去渣,内胶饴,更上微火消解,温服一升,日三服。呕家不可用建中汤,以甜故也。"上述条文中"虚劳里急"四字就大致概括了小建中汤的核心:虚劳与中焦不适。现代临床常用小建中汤治疗慢性胃炎、慢性胃溃疡、慢性十二指肠溃疡等。对于虚劳并伴有中焦不适患者,非常适合运用小建中汤,但需要注意一点的就是原条文中所说的"呕家不可用建中汤",这是因为有饴糖,甜能滋腻。

北宋沈括、苏轼的《苏沈良方·卷第四·小建中汤》中载:"此药偏治腹中虚寒,补血,尤主腹痛,常人见其药性温平,未必信之。古人补虚只用此体面药,不须附子硫黄。承用此药,治腹痛如神。然腹痛按之便痛,重按却不甚痛。此止是气痛,重按愈痛而坚者,当自有积也。气痛不可下,下之愈痛,此虚寒证也,此药尤相当。"沈括指出小建中汤适用于虚寒腹痛,既可止痛,还可养血补血,他认为小建中汤证的腹痛属于气痛,患者脾胃虚寒,导致气机不通,成了气积,不通则痛,故治疗此病,需从源头入手,用小建中汤祛寒解表,补虚健脾,补血养血。

清代著名医家王子接在《绛雪园古方选注》中评价小建中汤:"建中者,建中气也。名之曰小者,酸甘缓中,仅能建中焦营气也。前桂枝汤是芍药佐桂枝,今建中汤是桂枝佐芍药,义偏重于酸甘,专和血脉之阴。"在很多人看来,小建中汤就是桂枝汤多加了一味饴糖,但在王子接看来,小建中汤是建人体的中气,为何曰小,是因为只能建中焦的营气。仲景的桂枝汤中,桂枝为主药,芍药次之,而小建中汤是芍药为主药,而桂枝次之,小建中汤比起桂枝汤更偏于酸甘之力,以养血和营,缓急止痛。所以小建中汤并不是单纯的桂枝汤多了一味药而已。

此案患者为笔者母亲,她素体禀弱,且既往有25年十二指肠溃疡和胃溃疡病史，近1个月来每晚胃痛发作，西药治疗无效，服小建中1剂后，当晚未曾发作胃痛，感叹笔者在京学有所得。笔者跟随何师学习经方，何师未曾有半点藏私，全都悉心教授，笔者才能够对经方有更多的认识和体会。

（陈鑫）

胆热脾寒方——治愈额头爆痘案

关键词：胆热脾寒；柴胡桂枝干姜汤；额头爆痘

陈某，女，23 岁。**初诊日期：** 2018 年 10 月 17 日。

主诉： 前发际线两侧及额头太阳穴反复痤疮 3 月余。

现病史： 患者 3 个月前因饮食不洁及搬家等因素，前发际线两侧及额头太阳穴出现痤疮，色红，压之疼痛，自用阿达帕凝胶及红霉素软膏涂抹均无效。

刻下症： 前发际线两侧及额头太阳穴痤疮，色红，压之疼痛，口干，喜热饮，早晚觉得热，中午觉得冷，脖子以上及双足出汗多，心下痞满不适，腹胀，眠差，心烦，自诉小便不利，尿稍频且量少，色黄，大便稀溏日 1 ～ 2 行，时有自汗盗汗。舌淡红边有齿痕，苔黄偏腻，脉数滑。

方证辨证：

《伤寒论·辨太阳病脉证并治法下第七》云："伤寒五六日，已发汗而复下之，胸胁满微结，小便不利，渴而不呕，但头汗出，往来寒热心烦者，此为未解也，柴胡桂枝干姜汤主之。" **笔者临床体会到柴胡桂枝干姜汤的方证是：口苦，口干，心烦，胁痛，便溏，腹胀。** 本案患者口干喜饮，小便不利，大便稀溏，心烦，腹胀，符合柴胡桂枝干姜汤方证，故辨证为柴胡桂枝干姜汤。

诊断： 痤疮，柴胡桂枝干姜汤证。

治疗： 方用柴胡桂枝干姜汤。

柴胡 24g，桂枝 9g，干姜 6g，天花粉 12g，黄芩 9g，煅牡蛎 6g，生甘草 6g。

5 剂，水煎服，日 1 剂，晚饭前后半小时温服。

服 1 剂后，红色痘痘褪去，痘痘变小，只剩痘印和皮色小包，按压不痛，基本看不出来额头有痘，但手碍可感之，大便成形，腹胀痞满消失，小便仍黄。

按语:《伤寒论·辨太阳病脉证并治法下第七》曰:"伤寒五六日，已发汗而复下之，胸胁满微结，小便不利，渴而不呕，但头汗出，往来寒热心烦者，此为未解也，柴胡桂枝干姜汤主之。柴胡桂枝干姜汤方:柴胡半斤，桂枝三两(去皮)，干姜二两，栝楼根四两，黄芩三两，牡蛎二两(熬)，甘草二两(炙)。上七味，以水一斗二升，煮取六升，去滓，再煎取三升，温服一升，日三服，初服微烦，复服汗出便愈。"根据上述条文，我们可知**柴胡桂枝干姜汤的方证:口苦，口干，心烦，胁痛，便溏，腹胀。主要方证是口苦，便溏。**故从方证辨证此患者为柴胡桂枝干姜汤证。临床运用时，抓住患者主证进行分析，其方证相对，其效若神。

《绛雪园古方选注》评价柴胡桂枝干姜汤:"揭出三阳经药以名汤者，病在太阳，稍涉厥阴，非但少阳不得转枢外出，而阳明亦窒而不降，故以桂枝行太阳未罢之邪，重用柴胡、黄芩转少阳之枢，佐以干姜、甘草，开阳明之结，使以花粉，佐牡蛎深入少阴，引液上升，救三阳之热。"由此可分析出，柴胡桂枝干姜汤其病囊概三阳，有太阳表证，少阳的枢机不利，阳明的升降失调。以桂枝解太阳之邪，柴胡、黄芩调少阳之枢机，干姜、甘草调阳明之升降，再用天花粉、牡蛎入少阴，既可引液上升，又可清太阳、少阳及阳明之热。

清代医家柯韵伯认为此方全是小柴胡加减法，曰:"心烦不呕而渴，故去参夏加栝楼根;胸胁满而微结，故去枣加牡蛎;小便虽不利，而心下不悸，故不去黄芩，不加茯苓;虽渴而表未解，故不用参而加桂枝;并以干姜易生姜，散胸胁之满结也。可见小柴胡加减之法。"柯韵伯将小柴胡汤的出入变化，运用到了极致，不仅和仲景原文相切合，而且在此基础上还加入了自己的理解，有理有据，因症见心烦、口渴，无恶心呕吐，而去掉人参、半夏，加入了栝楼；因胸胁满胀，故去掉大枣，加入牡蛎；小便不利，却无心下悸，故不去黄芩不加茯苓；因还有表证，故加入桂枝，并用干姜代替生姜，帮助牡蛎散胸胁满结。此案患者为笔者本人，这也是笔者自己第一次亲身感受经方的时效性，服药后第二天照镜时甚为惊讶，切身体会到了经方的魅力。

（陈鑫）

止吐痰涎方——半剂见效案

关键词：呕吐痰涎；《外台》茯苓饮；理中化痰丸；红斑狼疮活动期

孙某，女，18岁。**初诊日期**：2019年11月6日。

主诉：呕吐痰涎1周余。

现病史：患者1周前因着凉后出现呕吐痰涎，头晕恶心，胸闷气短，纳差，不欲饮食，胃脘胀满，乏力。患者既往有红斑狼疮肾炎病史，其母猜测感冒可能诱发了红斑狼疮肾炎，欲前往协和医院住院，却被告知需要排队等待，患者每日呕吐痰涎，进食困难，每日仅可喝一小碗米汤，仍会恶心呕吐，患者日渐消瘦。其母遂前来询问笔者，是否可以帮忙缓解症状，以待病房有床位之时。

刻下症：每日呕出清水痰涎，颜色清亮，量大质稀，面色㿠白无血色，饮食难化，头晕恶心，胸闷气短，纳差乏力，腹胀，便溏，舌淡，舌体胖大边有齿痕，苔白，水滑苔，脉濡。

方证辨证：

《外台秘要·卷第八·痰饮食不消及呕逆不下食方九首》曰："茯苓饮，主心胸中有停痰宿水，自吐水出后，心胸间虚，气满，不能食，消痰气，令能食方。"笔者临床体会到茯苓饮的方证是：**不欲饮食，胃脘胀满，胸闷痰多，苔腻**。本案患者纳差，不欲饮食，胃脘胀满，符合茯苓饮方证，故辨证为茯苓饮证。

《景岳全书·卷五十八·理中化痰丸》曰："脾胃虚寒，痰涎内停，呕吐少食，或大便不实，饮食难化，咳唾痰涎。此中气虚弱，不能统涎归源也。"笔者临床体会到理中化痰丸的方证是：**恶心呕吐，食少纳差，饮食难化，咳嗽痰涎**。本案患者呕吐痰涎，头晕恶心，纳差，不欲饮食，胃脘胀满，符合理中化痰丸方证，故辨证为理中化痰丸证。

诊断：呕吐，茯苓饮合理中化痰丸证。

治疗：方用茯苓饮合理中化痰丸。

法半夏 6g（先煎半小时），炒白术 12g，干姜 6g，枳实 12g，人参 10g（先煎半小时），茯苓 15g，炙甘草 6g，陈皮 12g，生姜 6g。

5 剂，水煎服，日 1 剂。

1 剂后，患者自诉已无头晕之感，无恶心呕吐，胸闷气短好转，胃脘满闷感好转，食欲稍有恢复，且当日下午坐车一小时前往医院复查身体，途中也无任何明显不适，并且能进食馄饨或水饺等物，患者及其母亲大喜，感谢笔者。笔者嘱其现患者脾胃仍弱，应少食多餐，并再服 3 剂。虽症状得到明显控制，但患者肌酐及尿酸等仍处于危险值，笔者嘱患者仍要住院综合治疗狼疮肾炎，之后患者等待了几日后，终于排上床位，遂住院控制狼疮肾炎，住院 2 周后平安出院。

按语：《外台秘要·卷第八·痰饮食不消及呕逆不下食方九首》曰："茯苓饮，主心胸中有停痰宿水，自吐水出后，心胸间虚，气满，不能食，消痰气，令能食方。茯苓三两，人参二两，白术三两，生姜四两，枳实二两（炙），橘皮一两半（切）。上六味，切，以水六升，煮取一升八合，去滓，分温三服，如人行八九里进之。忌酢物、桃李、雀肉等。"《景岳全书·卷五十八·理中化痰丸》云："脾胃虚寒，痰涎内停，呕吐少食，或大便不实，饮食难化，咳唾痰涎。此中气虚弱，不能统涎归源也。人参二两，白术二两（炒），干姜二两（炮），茯苓二两（炙），甘草一两，半夏三两（制）。姜汤煮面糊丸，桐子大。每服四五十丸，白汤送下。"

患者主诉是呕吐痰涎，且痰涎量大质稀，呈清亮之色，加之胃脘部胀满不舒，伴有胸闷气短，笔者认为患者素体屡弱，加之感冒后脾胃功能失司，水液代谢失常，痰饮留滞心下胃脘间，化为痰涎从口鼻而出，观其舌脉及面色，一派虚寒之象，故此选用温中化痰之方，首先考虑的就是理中化痰丸，又想起《外台秘要》中描述茯苓饮"吐水后，不能食"这六个字。最让人担忧的就是，患者不能吃下任何东西，仅靠一小碗米汤度日，其母担忧怕等不到床位，患者可能就会发生危险，所以笔者选择了温中化痰的理中化痰丸，还加上了可以帮助患者能吃下东西的茯苓饮，既究其本，又治其标，双管齐下，果然疗效显著。

《绛雪园古方选注》中说："《外台》茯苓饮，取四君子有调元赞化之功，加枳实陈皮下气消痰，专治脾经，功兼及胃。"王子接认为《外台》茯苓饮是从四君子汤变化而来的，在四君子汤的基础上加入枳实和陈皮，不仅可下气消痰、调理脾气，还可兼顾胃气。

而赵以德评价《外台》茯苓饮："呕为痰饮动中，涌而出之。呕尽本当渴，渴则可征支饮之全去。今反不渴，是其饮尚留，去之未尽也。用半夏之辛温，生姜之辛散，散其欲出之饮，则所留之邪自尽矣。半夏、生姜皆味辛，可治膈上痰，心下坚，呕逆，目眩。然悸必心受水凌，故加茯苓以去水，伐肾邪安心神也。后方加人参、枳实、橘皮，此由上、中二焦气弱，水饮入胃，脾不能输归于肺，肺不能通调水道，以致停积为痰，为宿水，吐之则下气因而上逆，是为虚气满不能食。当补益中气，以人参、白术为君；茯苓逐宿水，枳实调诸气为臣；开脾胃，宣扬上焦，发散凝滞，则陈皮、生姜为使也。凡积饮既去，而虚气塞满其中，不能进食，此症最多。"他分析呕后应常见口渴，而茯苓饮证的患者表现是不渴，这是因为痰饮仍在心胸间，未出尽的缘故。半夏辛温，生姜辛散，二者相合共除痰饮。痰饮作祟，易心阳受损，火不制水，易水气凌心，故加入茯苓以利水安神。人参、枳实、橘皮，不仅补益中气，还可助脾之输布，肺之通调水道。全方逐宿水，调诸气，开脾胃，宣扬上焦，发散凝滞，使积饮散去，中气充足，脾胃恢复正常功能。

笔者是一名普通研究生，虽出身中医世家，自小见过许多急危重症，但毕竟都是家中长辈处方施药。这位18岁的红斑狼疮肾炎患者，是笔者正式开始独立遣药处方以来，遇到的病情最重且年龄最小的患者，狼疮肾炎异常凶险，稍有不慎就容易出现恶性事件。笔者认为自身年轻且学历尚浅，本不愿冒险出手，但看到患者母亲短时间内无法拿到协和医院床位，患者每日不欲饮食且呕吐痰涎，日渐消瘦，每日都去急诊治疗，却未见太大疗效，只能排队等待床位，全家人痛苦万分。笔者看到患者母亲的眼泪，听到其悲切的哭声，实在痛心难忍，于是在详细了解病情后，自认有八分把握，处了这九味药。所幸其疗效也未曾辜负患者所托。笔者认为，这九味药取得如此好的疗效，一方面是对症下药，另一方面也是医患信任。患者母亲与笔者是忘年之交，笔者信任患者一家，患者一家也非常信任笔者。经此一事，笔者会更加努力学习，希望未来可以帮助更多的人。

（陈鑫）

但文超，男，北京中医药大学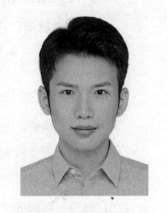"卓越中医 5+3"专业在读硕士，现实习于中国中医科学院广安门医院，导师为中国中医科学院广安门医院何庆勇主任医师。平日嗜好研读中医各家学说，积极总结何庆勇主任医师的临床经验，曾参与《备急千金要方药对》编写工作。工作学习之余致力推动中医药传播工作，曾参与德仁堂中医文化传播工作室的建设，开创"视听中医"栏目，中医药相关宣传内容在网易云音乐、喜马拉雅等媒体平台播放次数逾十万次。

小青龙汤治愈反复咳嗽，不闻香臭 1 月案

关键词：小青龙汤；不闻香臭；多糖缓释

曲某，女，24 岁。**初诊日期**：2018 年 7 月 24 日。

主诉：反复咳嗽，不闻香臭 1 月余。

现病史：患者 1 月前赴西藏，夜间出游，不慎淋雨，出现感冒，咳嗽，鼻塞，其后感冒好转，但仍有咳嗽，鼻塞虽无，但不闻香臭，口服鼻渊通窍颗粒、鼻渊舒口服液未见明显好转，遂于我处寻求治疗。

刻下症：咳嗽，隔 1 个小时则咳嗽 4～5 声，尤以晚饭后加重，夜间不咳，无咽痒、咽痛，咳清稀痰，不闻香臭，偶有清鼻涕，畏寒，汗出少，颈部拘急，眠安，食欲尚可，二便可，月经调。舌淡红，苔白滑，脉细。

方证辨证：

《伤寒论·辨太阳病脉证治中第六》说："伤寒表不解，心下有水气，干呕发热而咳，或渴，或利，或噎，或小便不利、少腹满，或喘，小青龙汤主之。""伤寒心下有水气，咳而微喘，发热不渴。服汤已，渴者，此寒去欲解也，小青龙汤主之。"

《金匮要略·痰饮咳嗽病脉证治第十二》说："病溢饮者，大青龙汤主之，小青龙汤亦主之。""咳逆倚息，小青龙汤主之。"《金匮要略·妇人杂病脉证并治第二十二》说："妇人吐涎沫，医反下之，心下即痞，当先治其吐涎沫，小青龙汤主之。"**笔者跟随何师学习，体会到小青龙汤的方证是：咳喘，咳痰或流涕清稀（落地成水），量多，后背恶寒，咳喘遇寒诱发或加重，水滑苔，脉浮滑。**本案患者咳嗽，畏寒，咳清稀痰，苔白滑，符合小青龙的方证，故方证辨证为小青龙汤证。

诊断：咳嗽，小青龙汤证。

治疗：方用小青龙汤。

甘草15g，白芍15g，清半夏15g，生麻黄12g（先煎），桂枝15g，干姜15g，醋五味子15g，细辛10g（先煎）。

7剂，水煎服，日1剂，分3次于饭后半小时温服。

患者服第1剂，因未将药汤上白沫撇去，出现心慌、多梦，出汗较前增多。故嘱其于原方每剂加山药10g，煎药后将白沫撇去，一定打开药锅锅盖熬药。

二诊（2018年7月31日）：患者诉服4剂后，咳嗽频次降低，一天仅咳嗽4～5声，服完7剂能闻到醋等刺激性味道，对气味较淡者需贴近物品才能闻到。

效不更方，守原方5剂，患者服完3剂后，自诉嗅觉如常。

随访2周未复发。

按语：《伤寒论·太阳病脉证治第六》说："伤寒表不解，心下有水气，干呕发热而咳，或渴，或利，或噎，或小便不利、少腹满，或喘，小青龙汤主之。""伤寒心下有水气，咳而微喘，发热不渴。服汤已，渴者，此寒去欲解也，小青龙汤主之。小青龙汤方：麻黄去节（三两），芍药三两，五味子半升，干姜三两，甘草三两（炙），细辛三两，桂枝三两，半夏半升。上八味，以水一斗，先煮麻黄，减二升，去上沫，内诸药，煮取三升，去滓，温服一升。"

《金匮要略·痰饮咳嗽病脉证治第十二》说："病溢饮者，大青龙汤主之，小青龙汤亦主之。""咳逆倚息，小青龙汤主之。"《金匮要略·妇人杂病脉证并治第二十二》说："妇人吐涎沫，医反下之，心下即痞，当先治其吐涎沫，小青龙汤主之。"

清代喻昌《尚论篇·第一》曰："风寒不解，心下有水气，水即饮也，水寒相搏，必伤其肺……"喻昌认为小青龙证系由内外合邪，内饮与风寒两感所致。古之医家用小青龙汤治疗咳嗽屡见不鲜，如清代蒋宝素《问斋医案·咳嗽》云："冬有咳嗽上气疾，乃秋伤于湿，冬寒束肺。

非小青龙加减，无能奏效。麻黄、桂枝、炙甘草、赤芍药、炮姜炭、北细辛、制半夏、赤茯苓、制苍术。"此案即为小青龙汤治疗寒饮束肺之咳嗽的典型案例。

笔者跟随何师学习方证辨证，一开始觉得方证辨证看似简单，似乎只是"见是证，用是方"，即看到某几个症状同时存在，就认为可以使用某方剂，或看到某方子的主证便用某方。其后笔者所阅医案渐多，方觉不可。如是清代王士雄《王氏医案三编·卷二》所云："壬子春，沈峻扬年五十七岁，素患痰嗽，年前顾某与小青龙汤一剂，喘逆渐甚。汪某进肾气汤一服，势更频危。"类似失治误治的医案还有很多。笔者感慨仲景之法，用之得当，效如桴鼓，用失其宜，亦同操刃。所以笔者认为，运用方证辨证体系必须对患者的证型加以分析，不能仅凭症状用药，同时还必须明白每个方药的禁忌所宜。

本案患者1月前素有外感，今有畏寒，流清涕，方知外寒尚未解净，咳嗽、鼻不闻香臭迁延1月未愈，方知正气已伤。笔者根据闲暇之余所读医案，见清代吴鞠通《吴鞠通医案·卷四·痰饮》载："痰饮咳喘，前用小青龙汤，业已见效，但非常服之品。"同时，本案患者服第1剂药未将白沫撇去，即出现心慌、多梦。现代药理研究表明，山药中的山药多糖具有缓释作用，故出于安全起见，笔者于原方加入山药。患者服药后未诉任何不适，7剂而愈。

（但文超）

经方叠用治愈反复失眠半年，委屈欲哭半年案

关键词：重剂酸枣仁；重剂浮小麦

方某，女，25岁。**初诊日期：** 2020年11月10日。

主诉： 反复失眠半年，委屈欲哭半年。

现病史： 患者因1年前感情经历坎坷，未走出阴霾。其后在住院医师规范化培训期间与同事发生口角，亦未能妥善解决。随后，轮转急诊科期间遇到一与去世哥哥极为相似的濒死患者，导致其欲脱离医疗行业，产生轻生想法，就诊于北京大学国际医院，诊断为中度抑郁状态，服用草酸艾司西酞普兰片后3个月无效，经人介绍前来我处就诊。

刻下症： 每日内心委屈欲哭，情绪低落，甚则流泪，情绪低落持续时间至少半天。脾气急，极为敏感，夜间一般23点左右上床，凌晨1点才能入睡，醒后几乎不能再入睡。乏力，全身偏怕冷，大便1日1次，排便困难，不成形，无尿急。

查体： 舌淡红，有瘀斑，有草莓状点，脉弦滑。

方证辨证：

《金匮要略·血痹虚劳病脉证并治第六》说："虚劳虚烦不得眠，酸枣仁汤主之。"**笔者临床体会到酸枣仁汤的方证是：失眠，生气后诱发或加重，心烦，乏力，易疲劳，脉弦细或细数。** 本案患者入睡困难，睡时易醒且醒后再难入睡，脾气急，有情绪烦恼即神经衰弱，乏力，符合酸枣仁汤的方证，故辨为酸枣仁汤证。

《金匮要略·妇人杂病脉证并治第二十二》说："妇人脏躁，喜悲伤欲哭，象如神灵所作，数欠伸，甘麦大枣汤主之。"**笔者临床体会到甘麦大枣汤的方证是：妇人脏躁（更年期），喜悲伤欲哭，易紧张。** 本案患者青年女性，内心委屈，甚则流泪，情绪低落，符合甘麦大枣汤的方

证，故方证辨证为甘麦大枣证。

诊断：不寐，酸枣仁汤证、甘麦大枣汤证。

治疗：方用酸枣仁汤合甘麦大枣汤。

川芎14g，知母14g，生甘草30g，炒酸枣仁（先煎半小时）65g，茯苓14g，大枣20g，浮小麦100g。

14剂，日1剂，水煎服，1次服毕，早上、中午不服药，仅晚饭前半小时或晚饭后半小时服。

二诊（2020年11月24日）：患者诉药效良好，服用7剂即有明显效果，现夜间约11点上床，11半点能入睡，直至次日早上7点方醒，精神好转，情绪低落时1小时左右方可好转，但乏力改善不明显，不能胜任普通医师的工作量。

治疗：原方合《脾胃论》补中益气汤。

川芎14g，知母14g，生甘草30g，炒酸枣仁（先煎半小时）65g，茯苓14g，大枣20g，浮小麦100g，生黄芪3g，人参片3g，当归3g，陈皮3g，升麻3g，柴胡3g，白术3g。

14剂，煎服法同前。

随访患者，患者诉入睡困难基本已无，情绪低落时约15分钟即可恢复，乏力好转，可胜任平日工作。

按语：《金匮要略·血痹虚劳病脉证并治第六》说："虚劳虚烦不得眠，酸枣仁汤主之。酸枣仁二升，甘草一两，知母二两，茯苓二两，川芎二两（《深师》有生姜二两）。上五味，以水八升，煮酸枣仁，得六升，内诸药，煮取三升，分温三服。"

清代魏念庭《金匮要略方论本义·第六》说："主之以酸枣汤，以酸枣之气香而味酸，入心收阴；佐以知母、芎劳，滋阴养血；甘草、茯苓，理其胃气。"魏氏认为酸枣仁汤主以酸枣仁为君，入心敛神，臣以甘草、茯苓理顾其胃阳，佐以川芎通肝郁以养血，以知母益水滋阴。

《神农本草经·上品》说："酸枣，味酸，平，无毒。治心腹寒热，邪结气聚,四肢酸疼,湿痹。"这里要注意的是,《神农本草经》所言酸枣的用药部位是"酸枣实",即整个酸枣枣体,原文未言酸枣所主之病与睡眠相关,也未提及"仁"的用药部位,更未言及是炒用还是生用。本草书籍中,酸枣所主与睡眠相关的疾病首载于《名医别录》,梁代陶弘景在《名医别录·上品·卷第一》说:"酸枣……烦心,不得眠,脐上下痛。"对于酸枣的用药部位,诸家异说纷纭,这里暂且搁置争论。但笔者认为,"酸枣实"可能更贴近仲景酸枣仁汤的用药,原因一为张仲景于药物炮制法记载较为详明,如果现在所见酸枣仁汤的条文为原书原貌,张仲景若仅用"酸枣仁"为何不注明"取仁用"?原因二为现代药理肯定了酸枣果肉具有提高睡眠质量、增强机体免疫功能及改善心血管的作用。所以关于这一点,还需在临床验证。

另外,笔者在进一步探求《伤寒杂病论》用药与《神农本草经》的关系时发现,《神农本草经》明确说明药物主治功用与睡眠相关的药品仅有"木香"一味,全文中与睡眠相关的字词如"卧""眠""寤""寐"等基本没有,但是《伤寒杂病论》中与睡眠相关的词语俯拾即是。由此看来,张仲景的确是"发前人所未发之秘,辟前人未辟之境"。

兹引《临证指南医案·卷六·不寐》一案以示读者:"某,不寐六十日,温胆诸药不效,呕痰不适,明系阳升不降,用《金匮》酸枣仁汤。枣仁、知母、茯苓、川芎、炙草。"此案患者胆液亏虚,阳升不降。故宜以酸枣仁汤补虚安神,并理阴阳。

《金匮要略·妇人杂病脉证并治第二十二》说:"妇人脏躁,喜悲伤欲哭,象如神灵所作,数欠伸,甘麦大枣汤主之。甘麦大枣汤方:甘草三两,小麦一升,大枣十枚。上三味,以水六升,煮取三升,温服三服。"《灵枢·五味第五十六》先说:"谷味苦,先走心。"此篇又说:"心病者,宜食麦羊肉杏薤。"《素问·举痛论篇第三十九》说:"悲则心系急。"由此看来,虽然小麦、大枣、甘草三味药极为平凡,但实为贴切经典。小麦味苦,善养心气,甘草、大枣二药甘润生阴以止躁。读此方条文，应明白"脏躁"的"脏"所指为何脏。结合本人长期跟随何师的临床经验，笔者认为，因为条文出现的症状并非一脏所主，如肺在志为悲忧，肺虚则悲伤欲哭，心藏神，心气虚则神乱，故如神灵所作，"欠伸"即打哈欠、伸懒腰，脾、肾二脏功能异常均可表现"欠伸"，兹不详述，所以脏躁是五脏的全部或一部的津液阴血不足。

兹引《续名医类案·卷二十一·哭笑》一案以示读者："管先正治一妇，妊娠四五个月，脏躁悲伤，遇昼则惨切泪下数次，象若神灵，如有所凭。医与巫皆无效。与仲景大枣汤，一投而愈。"此案患者症状与仲景条文如出一辙，投之以和中养阴、补脾养肝。

本案患者的临床表现均为酸枣仁汤、甘麦大枣汤的典型方证，故投之则效。

（但文超）

经方治愈心悸反复发作 2 周案

关键词：重剂生地黄；加酒同煎；不治血压，血压自降

钱某，男，25岁。**初诊日期：** 2020 年 10 月 15 日。

主诉： 心悸反复发作 14 天。

现病史： 患者 14 天前因过度健身，又行性生活后，次日出现心悸，每天均发作，发作时不能安坐，影响日常工作学习，不能劳累，稍微活动则心慌明显。于中国中医科学院广安门医院行 24 小时动态心电图检查示不完全右束支完全阻滞；心脏彩色超声示三尖瓣轻度反流；血压 135/96mmHg。

刻下症： 心悸频作，易疲劳，口干，无口苦，无胸闷，无明显畏寒怕热，全身乏力，纳可，大便偏干，1 日 1 次，小便黄。

查体： 舌暗，少苔，舌中根部苔黄厚腻，脉弦细，尺弱。

既往史： 无。

方证辨证：

《伤寒论·辨太阳病脉证并治下第七》中说："伤寒脉结代，心动悸，炙甘草汤主之。"笔者临床体会到炙甘草汤的方证为：**心悸亢进，精神萎靡，体质虚弱（多偏瘦），口干，皮肤枯燥，大便干燥。** 本案患者心悸频作，易疲劳，口干，少苔，脉弦细。符合炙甘草汤的方证，故方证辨证为炙甘草汤证。

诊断： 心悸，炙甘草汤证。

治疗： 方用炙甘草汤。

生甘草 15g，阿胶珠 8g，火麻仁 5g，生地黄 60g，桂枝 12g，大枣 30g，党参 8g，生姜 12g，麦冬 30g。

14 剂，日 1 剂，水煎服，加白酒 20～30mL 与水同煎，分 3 次，早、中、晚饭后半小时温服。

二诊（2020 年 10 月 30 日）： 服用汤药后心悸好转约 40%，可进行强度稍大的活动。纳可，口干好转，疲劳感减轻，大便偏稀，血压 122/82mmHg。

治疗： 方用炙甘草汤。

炙甘草 15g，阿胶珠 8g，火麻仁 4g，生地黄 65g，桂枝 12g，大枣 30g，党参 8g，生姜 12g，麦冬 30g。

7 剂，日 1 剂，煎服法同前。

三诊（2020 年 11 月 7 日）： 患者诉心悸发作程度轻微，诸症若失。

随访 2 周，心悸未发作。

按语：《伤寒论·辨太阳病脉证并治下第七》说："伤寒脉结代，心动悸，炙甘草汤主之。甘草四两（炙），生姜三两（切），人参二两，生地黄一斤，桂枝三两（去皮），阿胶二两，麦门冬半升（去心），麻子仁半升，大枣三十枚（擘）。上九味，以清酒七升，水八升，先煮八味，取三升，去滓，内胶，烊消尽，温服一升，日三服。一名复脉汤。"此证因阴血不足、阳气虚弱所致。阴血不足无以充盈血脉，阳气虚弱无力鼓动血脉，脉气不相接续，故心中悸动。治宜滋养阴血，温养心阳，以复脉定悸。

笔者临床体会到炙甘草汤的方证是：心悸亢进，精神萎靡，体质虚弱（多偏瘦），口干，皮肤枯燥，大便干燥。 综观本案患者的四诊信息，符合炙甘草汤的方证，故方证辨证为炙甘草汤证，用之以益气养阴、通阳复脉。清代缪遵义在《伤寒方集注·卷二》中曰："营气出于中焦，故以炙甘草汤为君。"缪氏认为，炙甘草证乃由心营不足所致，而营气出于中焦，炙甘草走中焦，故以炙甘草为君。而清代徐彬《伤寒原方发明·太阳中篇》说："又恐人不察其独培中土之意，而揭其汤名曰炙甘草汤。"即徐氏医家认为，仲景担心后世不知炙甘草汤治疗心悸内含滋育中土之意，故名炙甘草汤。清代文梦香的《百一三方解·中卷》有云："此补精血之方也……方中用甘草为君者，凡病难于下手处，必须从中宫以缓调之，乃仲景治虚证心法。"文氏认为，炙甘草证较为棘手，治疗难以处理的虚证，应从中宫切入调理，故名炙甘草汤。

临床运用炙甘草汤时要注意方中生地黄为一斤，需用大量。据考证，经方一两折合13.8g，最符合仲景用量的原貌，故生地黄用量须大。另煎药时遵守仲景的煎服法，加清酒同煮，可消除或减轻生地黄滋腻碍胃。此外，本案患者25岁，血压已至135/96mmHg，需引起重视，重剂生地黄可调节血压。

（但文超）

代爽，女，北京中医药大学中医内科学在读硕士，临床医师，导师为何庆勇主任医师，曾获得国家奖学金、校级一等奖学金等在内的多项荣誉，受学校选派参加日本"樱花科技计划"，并赴奥地利进行访问交流。发表 SCI 文章 1 篇、核心期刊文章 8 篇，参与编写《备急千金要方药对》一书，参与北京市科技新星课题一项。现于中国中医科学院广安门医院进行住院医师规范化培训学习，跟随何庆勇教授学习 4 年，细心体会何师的核心思想，擅长运用经方治疗冠心病、心力衰竭、心律失常、头晕、头痛、发热、感冒、脾胃病等疾病，临床实习期得到患者好评。

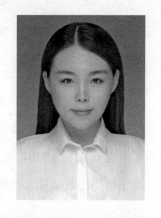

读经典用原方解肉极

关键词：越婢加术汤；瘙痒；红疹

代某，女，24 岁。**初诊日期：** 2017 年 7 月 26 日。

主诉： 手腕、脐周多发红疹伴瘙痒 3 天。

现病史： 笔者素苦夏天暑湿，平日饮食喜凉嗜辣，手腕带手表处，脐周出现成团小红疹，出疹处皮肤微发热，瘙痒难耐，抓挠后皮肤破损。

刻下症： 手腕、脐周处成团红疹，瘙痒，偏怕热，动则汗出，无口干、口苦，纳眠可，大便不成形，日 1 次，舌淡红，苔中间黄厚腻，脉浮滑。

方证辨证：

《金匮要略·中风历节病脉证并治第五》说："《千金方》越婢加术汤治肉极热，则身体津脱，腠理开，汗大泄，厉风气，下焦脚弱。"**笔者临床体会到越婢加术汤的方证是：湿疹或皮炎，局部高出皮肤，瘙痒，汗多，或伴水肿，双下肢无力。** 本案中笔者手腕、脐周处成团瘙痒红疹，偏怕热，动则汗出，舌淡红，苔中间黄厚腻，脉浮滑。符合越婢加术汤的方证，故方证辨证为越婢加术汤证。

诊断： 湿疹，越婢加术汤证。

治疗： 方用越婢加术汤。

生麻黄 9g，生石膏 24g，大枣 15g，生姜 9g，炙甘草 6g，炒白术 12g。

5 剂，颗粒剂，日 1 剂，晚饭前后半小时温服。

服用 2 剂后，出疹处瘙痒大幅度减轻，疹色变淡。

遂继服 3 剂，瘙痒消失，疹处结痂。

按语:《金匮要略·中风历节病脉证并治第五》中说:"《千金方》越婢加术汤治肉极热,则身体津脱,腠理开,汗大泄,厉风气,下焦脚弱。越婢加术汤方:麻黄六两,石膏半斤,生姜三两,甘草二两,白术四两,大枣十五枚。上六味,以水六升,先煮麻黄,去上沫,纳诸药,煮取三升,分温三服。"那何为"肉极"呢?《备急千金要方》中说道:"凡肉极者,主脾也,脾应肉,肉与脾合,若脾病则肉变色……至阴遇病为肌痹。肌痹不已,复感于邪,内舍于脾,体痒淫淫,如鼠走其人身上……而须决其纲纪,知其终始,阴阳动静,肉之虚实,实则泻之,虚则补之。能治其病者,风始入肉皮毛肌肤筋脉之间,即须决之。"肉极是脾病的一种,脾在体合肉,脾气素虚而又复感外邪,使皮肤瘙痒,多汗且皮肤变色,治疗要遵从补虚泻实的原则,且应在风邪初始侵袭皮毛之时用药治疗,以免内侵脏腑而病重难治。《金匮要略·水气病脉证并治第十四》中记载:"里水者,一身面目黄肿,其脉沉,小便不利,故令病水。假如小便自利,此亡津液,故令渴也。越婢加术汤主之。"《金匮要略·订正金匮要略注》按:"越婢加术汤七字,当在后'太阳病,脉浮而紧,发汗即愈'之下,文义始属。必是错简在此,观其里有水之文,自可知非越婢加术汤发表之药所能治矣。""里水,越婢加术汤主之;甘草麻黄汤亦主之。"《金匮要略·订正金匮要略注》按:"里水之'里'字,当是'皮'字,岂有里水而用麻黄之理?"可知越婢加术汤所主的乃是皮水,非原文所说的治疗里水之剂。治疗当发气汗,故以麻黄发汗,石膏清热,其余诸药补益中焦,运化水湿。

越婢加术汤是治疗湿疹的常用方,可以解表之郁闭,同时清热,发汗散表之湿气,笔者平素饮食辛辣贪凉,长夏自觉周身空气潮湿,四肢困顿,动则汗出不止,此次皮肤被压迫的地方出现红疹,瘙痒难耐,遂服用越婢加术汤,数剂即愈,感叹经方之效若神。

(代爽)

两味药治愈高血压头部眩晕

关键词：泽泻汤证；高血压；头晕

李某，女，48岁。**初诊日期：**2018年6月25日。

主诉：眩晕1天。

现病史：患者高血压病史15年，平素服用厄贝沙坦片控制血压，血压控制良好，但因失眠或情绪波动易引发头晕、头胀痛，此次因工作问题诱发，伴有跳动感，时测血压130/92mmHg，加服降压药后，诸症不减。

刻下症：头晕、头胀痛、头发蒙，像裹着东西，头晕与体位无关，纳可，眠差，大便1日1次，不干不稀，腹软，无压痛。舌淡红，苔白水滑，脉弦滑。

方证辨证：

《金匮要略·痰饮咳嗽病脉证并治第十二》说："心下有支饮，其人苦冒眩，泽泻汤主之。"**笔者临床体会到泽泻汤的方证为：舌体肥大异常，头晕或头重、头发蒙，头晕与体位无关，大便素溏，苔水滑或白腻，脉弦沉。**本案中患者头晕、头胀痛、头发蒙，像裹着东西，头晕与体位无关，纳可，眠差，大便1日1次，不干不稀，腹软，无压痛。舌淡红，苔白水滑，脉弦滑。符合泽泻汤的方证，故辨为泽泻汤证。

诊断：眩晕，泽泻汤证。

治疗：方用泽泻汤。

泽泻55g，生白术22g。

5剂，水煎服，日1剂，早晚饭后半小时温服。

患者服用2剂即头晕痊愈，无不适感，药味不苦，但患者素不喜喝中药，余下3剂未曾服用，后虽有头晕发作，但只间断服用此方。

按语：《金匮要略·痰饮咳嗽病脉证并治第十二》说："心下有支饮，其人苦冒眩，泽泻汤主之。泽泻汤：泽泻五两，白术二两。上二味，以水二升，煮取一升，分温再服。"尤在泾在《金匮要略心典·卷中·痰饮咳嗽病脉证并治第十二》中提到："水饮之邪，上乘清阳之位，则为冒眩。冒者，昏冒而神不清，如有物冒蔽之也；眩者，目眩转而乍见玄黑也。泽泻泻水气，白术补土气以胜水也。"水饮上泛，乘袭清窍，头目不清，头部昏沉，且因湿性重浊、黏滞，水饮上聚头部，则头部如有物裹。泽泻汤为治水饮上泛之良方，泽泻可引水饮向下，从小便排出，白术补益中焦脾土，运化水湿，双管齐下，水湿可去。清代黄元御也认为泽泻汤证为脾虚生湿，阳气不能沉降，与水湿并行，上袭头窍，发作冒眩，正如其在《金匮悬解·卷十四·痰饮咳嗽》中提到："饮停心下，阳不归根，升浮旋转，则生冒眩。此由土败水侮，故支饮上停。"黄煌认为本方还可治疗梅尼埃综合征，症如《类聚方广义》所载："其剧者，昏昏摇摇，如居暗室，如居舟中，如步雾里，如升空中，居屋床褥，如回转而走，虽瞑目敛神，亦复然，非此方不能治。"泽泻汤应用时应与苓桂术甘汤相鉴别。《金匮要略·卷中·痰饮咳嗽病脉证并治第十二》提到："心下有痰饮，胸胁支满，目眩，苓桂术甘汤主之。夫短气有微饮，当从小便去之，苓桂术甘汤主之；肾气丸亦主之。"两者均为痰饮上泛引发的眩晕，但苓桂术甘汤证表现为一动就头晕，发作与体位有关，而泽泻汤眩晕与体位无关，可鉴别区分。

患者为笔者母亲，患高血压多年，因性格与工作的关系，虽规律服用降压药但有时仍血压升高，发作头晕、头胀，苦于病痛时愁眉不展、嗜卧懒言。适逢笔者跟随何师出诊，门诊见何师应用泽泻汤治疗头晕、头部有沉紧感的脑动脉瘤患者，遂询问母亲额头处是否有如物包裹的沉紧感，答曰有，随即处方以泽泻汤。服用两剂即无头晕发作，正如医圣张仲景在《伤寒杂病论·序》中所说："上以疗君亲之疾，下以救贫贱之厄，中以保身长全，以养其生。"

（代爽）

尝试麻黄汤与银翘散合用治疗感冒

关键词：麻黄汤；银翘散；感冒；寒热双清

苏某，男，23岁。**初诊日期：**2018年12月4日。

主诉：咽痛、畏寒半天。

现病史：患者身体素健，因天气寒冷未注意保暖而出现怕冷、咽痛、身体疼痛等症状，为阻止感冒进一步发展，遂通过微信向笔者咨询。

刻下症：畏寒，无汗，咽部疼痛，咽干，身体四肢疼痛，无发热，二便调，纳眠可。

查体：舌淡红，苔薄黄，脉浮。

方证辨证：

《伤寒论·卷第三·辨太阳病脉证并治中第六》说："太阳病，头痛发热，身疼腰痛，骨节疼痛，恶风无汗而喘者，麻黄汤主之。"**笔者临床体会到麻黄汤的方证为：恶寒，恶风，或有发热，无汗，身痛，咳嗽，甚则作喘，脉浮紧。**本案中患者畏寒，无汗，身体四肢疼痛，脉浮，符合麻黄汤的方证，故辨为麻黄汤证。

《温病条辨·卷一·上焦篇》说："太阴风温、温热、温疫、冬温，初起恶风寒者，桂枝汤主之；但热不恶寒而渴者，辛凉平剂银翘散主之。"**笔者临床体会到银翘散的方证为：发热，咽痛，咽红，咽干，口渴，鼻塞，流黄涕，不恶寒或怕热。**本案中患者咽痛、咽干符合银翘散的方证，故辨为银翘散证。

诊断：感冒，麻黄汤证合银翘散证。

治疗：方用麻黄汤合银翘散加减。

桂枝6g，生甘草3g，杏仁12g，生麻黄9g（先煎），金银花10g，连翘 10g，桔梗 6g，薄荷 6g，牛蒡子 6g，竹叶 4g。

3 剂，水煎服，早晚饭后半小时温服，注意保暖。

患者当晚服药后即嘱穿衣保暖，药后须臾，微微汗出，第二天咽痛消失，遂嘱停药。

按语：《伤寒论·卷第三·辨太阳病脉证并治中第六》说："太阳病，头痛发热，身疼腰痛，骨节疼痛，恶风无汗而喘者，麻黄汤主之。麻黄三两（去节），桂枝二两（去皮），甘草一两（炙），杏仁七十个（去皮尖）。上四味，以水九升，先煮麻黄，减二升，去上沫，内诸药，煮取二升半，去滓，温服八合，覆取微似汗，不须啜粥，余如桂枝法将息。"麻黄汤配伍严谨，功效显著。金·成无己在《注解伤寒论》中写道："此太阳伤寒也，寒则伤荣，头痛，身疼，腰痛，以至牵连骨节疼痛者，太阳经荣血不利也。《黄帝内经》曰：风寒客于人，使人毫毛毕直。皮肤闭而为热者，寒在表也。风并于卫，卫实而荣虚者，自汗出而恶风寒也；寒并于荣，荣实而卫虚者，无汗而恶风也。以荣强卫弱，故气逆而喘，与麻黄汤以发其汗。"麻黄汤证是寒邪侵袭营分，营气郁闭，不能濡养肌肉关节，以至于无汗而身疼痛，以麻黄发散风寒，宣肺平喘，桂枝助麻黄解表，杏仁助麻黄宣肺平喘，甘草调和诸药，补益中焦。清代张锡驹在《伤寒论直解·卷二》中提道："麻黄细而中空，有如毛窍，故能开发皮毛；杏仁以利气；甘草以和中；桂枝从肌而达表。覆取微似汗者，恐泄大阳之津液也。不须啜粥者，非中焦水谷之汗，乃太阳津液之汗也。"麻黄、桂枝为散风寒之要药，麻黄可开通毛窍，祛邪外出；桂枝还可调和营卫，解肌发表，但麻黄应先煮且去除上沫，以免令人烦。

《温病条辨·卷一·上焦篇》说："太阴风温、温热、温疫、冬温，初起恶风寒者，桂枝汤主之；但热不恶寒而渴者，辛凉平剂银翘散主之。辛凉平剂银翘散方：连翘一两，银花一两，苦桔梗六钱，薄荷六钱，竹叶四钱，生甘草五钱，芥穗四钱，淡豆豉五钱，牛蒡子六钱。上杵为散，每服六钱，鲜苇根汤煎，香气大出，即取服，勿过煎。肺药取轻清，过煎则味厚而入中焦矣。病重者，约二时一服，日三服，夜一服；轻者，三时一服，日二服，夜一服；病不解者，作再服。盖肺位最高，药过重，则过病所，少用又有病重药轻之患，故从普济消毒饮时时清扬法。"银翘散是清热解表之剂，于大队辛凉解表之药中加入辛温解表之药，以助透邪外出。吴鞠通说："治上焦如羽，非轻不举。"故制剂宜轻，药物不可久煎，以免失去药物芳香之性。

患者素来体健，此次感受风寒，但因内火蒸灼，部分风寒邪气化热，故同时见于风寒与风热的症状，且无汗而身疼痛，应以麻黄汤散寒解表更为适宜，于麻黄汤中配伍银翘散中部分辛凉清热解表之药，以求清其风热之邪，药后注意保暖，汗出而病解。

（代爽）

丁宇坤，男，硕士研究生，就读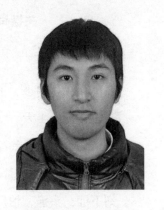于北京中医药大学，师从何庆勇主任医师。跟随何庆勇教授临证侍诊3年，以"抓主证""方证辨证"为核心思想，擅长运用古方治疗临床疑难病症。共发表国家级核心期刊论文10余篇，参与编写《国医大师唐祖宣中医实践精华录丛书·释金匮要略》《名方名医临证集》及国家十三五规划教材《中医临床经典概要》。

有是证，用是方——桂枝汤治愈头痛1天案

关键词：桂枝汤证；感冒；太阳病

曲某，女，24岁。**初诊日期：**2018年2月20日。

主诉：头痛1天。

现病史：1天前患者工作后返回食堂吃饭时，突然出现头痛，食欲差，今日晨起头痛依旧，怕冷。

刻下症：头痛，怕风、怕冷，无发热，无咳嗽咳痰，食欲一般，眠可，二便调。舌淡红，苔薄白，脉浮滑。

方证辨证：

《伤寒论·辨太阳病脉证并治法上第五》说："太阳病，头痛，发热，汗出，恶风，桂枝汤主之。"**笔者临床体会到桂枝汤的方证是：头痛，发热，有汗，怕风，舌淡红，苔薄白，脉浮缓。**本案患者头痛，怕风、怕冷，舌淡红，苔薄白，脉浮滑。符合桂枝汤的方证，故方证辨证为桂枝汤证。

诊断：感冒，桂枝汤证。

治疗：方用桂枝汤。

桂枝10g，白芍10g，大枣10g，生甘草6g，生姜3片。

3剂，水煎服，分早、中、晚饭后半小时温服。

随诊：患者服用1剂后，自觉颈项部稍有汗出，头痛减轻，仍有怕风、怕冷，次日晨起后头痛，怕风、怕冷症状完全消失。

按语：《伤寒论·辨太阳病脉证并治法上第五》说："太阳病，头痛，发热，汗出，恶风，桂枝汤主之。桂枝三两（去皮），芍药三两，甘草二两（炙），生姜三两（切），大枣十二枚（擘）。上五味，哎咀三味，以水七升，微火煮取三升，去滓，适寒温，服一升。服已须臾，啜热

稀粥一升余，以助药力。"此条文中仲景运用桂枝汤治疗症见头痛、发热、汗出、恶风等太阳中风之表征。清代柯琴《伤寒来苏集·卷一·桂枝汤证上》说："此条是桂枝本证，辨症为主，合此症即用此汤，不必问其为伤寒、中风、杂病也。今人凿分风、寒，不知辨症，故仲景佳方置之疑窟。"柯氏认为头痛、发热、汗出、恶风四词是仲景对桂枝汤证的高度浓缩总结概括，不必辨寒、风等病因，辨症即可。冉雪峰《冉注伤寒论·第十三条》说："按头痛、发热，汗出、恶风，为中风的证……学者须知本节是'太阳病'三字冠首，这个'太阳病'三字，值得着眼。"冉氏以"太阳病"三字为主要辨证点，因四词均为中风的证，故辨经为太阳病，即可考虑桂枝汤。

本案患者为笔者大学同学，因天气寒冷，路途中偶感风寒，故出现此症。跟随何师学习，虽深知仲景之名，却未曾试用仲景之方，今有幸以《伤寒论》群方之首桂枝汤1剂治愈。恰巧其室友朱某亦出现头痛、流清涕，剩余两剂赠予其室友，朱某服药1剂亦愈。

（丁宇坤）

标本同治——经方合方治愈感冒 2 天案

关键词：重感冒；标本同治

王某，女，23 岁。**初诊日期**：2018 年 10 月 14 日。

主诉：头痛 2 天，加重伴气短乏力 1 天。

现病史：患者 2 天前因不慎感风寒，导致头痛、咳嗽、流清涕，自行服用布洛芬 1 片，汗出，头痛稍有缓解，遂未予重视。1 天前症状加重，伴气短乏力。

刻下症：发热，体温 37.6℃，头胀痛，颈项部不适，无汗，头晕，咳嗽，咽干，流清涕，乏力气短，偶有心慌，全身怕冷。

查体：精神萎靡，舌暗，苔白，脉细弱微数。

方证辨证：

《伤寒论·辨少阴病脉证并治第十一》说："少阴病，得之二三日，麻黄附子甘草汤，微发汗。以二三日无证，故微发汗也。"**笔者临床体会到麻黄附子甘草汤的方证是：精神萎靡，或伴发热，对事物不感兴趣，怕冷，脉沉。**本案患者精神萎靡，发热，体温 37.6℃，咳嗽，咽干，流清涕，全身怕冷，脉细弱微数，符合麻黄附子甘草汤的方证，故辨证为麻黄附子甘草汤证。

《伤寒论·辨太阳病脉证并治中第六》说："太阳病，项背强几几，无汗恶风，葛根汤主之。"**笔者临床体会到葛根汤的方证是：项背僵硬酸痛或发紧，无汗，恶风恶寒。**本案患者头胀痛，后脖颈不适，无汗，全身怕冷，符合葛根汤的方证，故辨证为葛根汤证。

诊断：感冒，太阳少阴合病、麻黄附子甘草汤合葛根汤证。

治疗：方用麻黄附子甘草汤合葛根汤。

生麻黄 6g，黑顺片 6g，生甘草 6g，葛根 30g，桂枝 12g，生姜

12g, 白芍 12g, 大枣 12g。

7剂, 颗粒剂, 日3格, 早、中、晚饭后半小时冲服。

二诊 (2018年10月15日): 患者诉10月14日下午开始服药, 服药后即汗出, 服用2格药后, 晚上咳嗽明显减轻, 偶尔咳嗽一两声, 清涕已止; 后脖颈不适感已愈, 头痛头胀, 头晕已愈。刻下症: 汗出, 动则心慌, 喜按, 气短乏力, 喜长出气, 咽干喜热饮。舌暗, 苔白, 脉滑。嘱其多饮热水, 以复其阴而止悸。

按语: 《伤寒论·辨少阴病脉证并治第十一》说:"少阴病, 得之二三日, 麻黄附子甘草汤, 微发汗。以二三日无证, 故微发汗也。麻黄二两 (去节), 甘草二两 (炙), 附子一枚 (炮, 去皮, 破八片)。上三味, 以水七升, 先煮麻黄一两沸, 去上沫, 内诸药, 煮取三升, 去滓, 温服一升, 日三服。"清代柯琴在《伤寒来苏集·卷四·麻黄附子汤证》中说:"言无里证, 则有表证可知。以甘草易细辛, 故曰微发汗。要知此条是微恶寒、微发热, 故微发汗也。"柯氏认为本方条文中已说无里证, 故必有表证, 即发热等类太阳病证, 因其无里证, 故用甘草替换细辛, 减弱温阳之力, 故可得微汗, 散阴寒以退热。金代成无己在《注解伤寒论·卷六·辨少阴病脉证并治第十一》中说:"麻黄、甘草之甘, 以散表寒; 附子之辛, 以温寒。"成氏以《黄帝内经》"寒淫于内, 治以甘热, 佐以苦辛, 以辛润之", 故麻黄、甘草性甘, 亦有解表除寒热之效, 故用之散表寒, 附子味辛, 可入少阴经中走窜以温经散里寒。

《伤寒论·辨太阳病脉证并治中第六》说:"太阳病, 项背强几几, 无汗恶风, 葛根汤主之。葛根四两, 麻黄三两 (去节), 桂枝二两 (去皮), 生姜三两 (切), 甘草二两 (炙), 芍药二两, 大枣十二枚 (擘)。上七味, 以水一斗, 先煮麻黄、葛根, 减二升, 去白沫, 内诸药, 煮取三升, 去滓, 温服一升, 覆取微似汗, 余如桂枝法将息及禁忌。诸汤皆仿此。"清代柯琴的《伤寒来苏集·卷二·葛根汤证》载:"几几, 项背牵动之象, 动中有强意。凡风伤卫分, 则皮毛闭, 故无汗……风胜而无寒，故君葛根之甘凉，减桂枝之辛热，大变麻、桂二汤温散之法。"柯氏解释"几几"就是患者可见项背活动不利的表现，其病机是风伤卫阳，皮毛闭故无汗。虽然此为风，却不是阴寒之风，而是阳风，所以恶风，不恶寒，所以用葛根之甘凉疏散阳风，减退麻、桂之热，恐阳盛而入里化热。

此为笔者同门，她身材瘦小，平素吹风即头痛，故断定其内有寒，今复感外邪，引动内寒，故辨为太阳少阴合病，因其偶有心慌，故以麻黄附子甘草汤而未予麻黄附子细辛汤，服药后心慌仍有，考虑发汗过多，嘱其停药，多饮热水，以求复阴止悸。

（丁宇坤）

《近效方》术附子汤治愈全身乏力3月，加重伴头晕1月案

关键词：术附子汤证；小柴胡汤证；服药反应

王某，男，71岁。**初诊日期：**2018年12月17日。

主诉：全身乏力3月，加重伴头晕1月。

现病史：患者3个月前无明显原因出现乏力，偶有胸闷、心烦，至1个月前乏力明显加重，伴头晕、恶心、口干、口苦，服保心宁片、小柴胡颗粒后觉好转，为求进一步治疗，遂于我处就诊。

刻下症：乏力，头晕，胸闷心烦，恶心，无呕吐，晨起口苦、口干明显，口渴，手脚自觉发热，不想喝水，无食欲，大便不成形，小便多。舌红，苔中部黄腻，水滑，脉结代。

辅助检查：12导联心电图示交界性心律，室性期前收缩（二联律），左心室高电压，ST段改变。

方证辨证：

《金匮要略·中风历节病脉证并治第五》说："《近效方》术附汤治风虚头重眩，苦极，不知食味，暖肌补中，益精气。"**笔者临床体会到术附子汤的方证是：头晕、头重，怕风、怕冷，以胃脘部为甚，乏力，食欲差。**本案患者乏力，头晕，无食欲，大便不成形，小便多；舌红，苔中部黄腻，水滑；脉结代。符合术附子汤的方证，故方证辨证为术附子汤证。

《伤寒论·辨太阳病脉证并治中第六》说："伤寒五六日，中风，往来寒热，胸胁苦满，嘿嘿不欲饮食，心烦喜呕，或胸中烦而不呕，或渴，或腹中痛，或胁下痞硬，或心下悸，小便不利，或不渴，身有微热，或咳者，小柴胡汤主之。"**笔者临床体会到小柴胡汤的方证是：往**

来寒热，**胸胁苦满**，**嘿嘿不欲饮食**，**心烦喜呕**，**口苦**，**咽干**，**目眩**，**脉弦**。本案患者晨起口苦、口干明显，胸闷心烦，恶心，无食欲，舌红，苔中部黄腻，水滑。符合小柴胡汤的方证，故方证辨证为小柴胡汤证。

诊断：眩晕，术附子汤合小柴胡汤证。

治疗：方用术附子汤合小柴胡颗粒（中成药）。

生白术 20，黑顺片 10g，生甘草 10g，大枣 10g，生姜 10g。

7 剂，免煎颗粒，早、中、晚饭后半小时与 1 袋小柴胡颗粒同时冲服。

二诊（2018 年 12 月 18 日）：患者家属述已服药 1 剂，上午 10 时左右出现心慌与后背向外撑开的感觉，无其他明显不适。笔者思考后觉此为服药之后的现象，嘱其继续服药。下午 3 时家属电话告知已无明显不适。

随诊：已服 6 剂，患者头晕、乏力基本痊愈，晨起已无口苦，口干，食欲可，大便 1 日 1 次，偏稀，小便可。

按语：《金匮要略·中风历节病脉证并治第五》云："《近效方》术附汤治风虚头重眩，苦极，不知食味，暖肌补中，益精气。白术二两，附子一枚半（炮，去皮），甘草一两（炙）。上三味，锉，每五钱匕，姜五片，枣一枚，水盏半，煎七分，去滓，温服。"清代陈修园《金匮要略浅注·中风历节病脉证并治第五》载："治风已入脏，脾肾两虚，兼诸痹类风状者。"陈氏认为本方多治外风入脏，或本有脾肾两虚，体内有风动之状者。即本方治疗脾虚兼有肾阳亏虚，而内风初期时的头晕。

《伤寒论·辨太阳病脉证并治中第六》说："伤寒五六日，中风，往来寒热，胸胁苦满，嘿嘿不欲饮食，心烦喜呕，或胸中烦而不呕，或渴，或腹中痛，或胁下痞硬，或心下悸，小便不利，或不渴，身有微热，或咳者，小柴胡汤主之。"清代柯琴《伤寒来苏集·卷三·柴胡汤证》说："寒热往来，病情见于外；苦喜不欲，病情得于内。看喜、苦、欲等字，非真呕、真满、不能饮食也。"柯氏认为小柴胡汤证的患者内外症状均可看见，但并不要求一定是持续的寒热交替，呕吐，胀满，不能饮食，更应该是无形的邪正在表里交争之象，即出现过但并非一直存在，强调的应是表里之症均可见。金代成无己《注解伤寒论·辨太阳病脉证并治法第六》说："柴胡、黄芩之苦，以法传邪之热。里不足者，以甘缓之。人参、甘草之甘，以缓中和之气。邪中入里则里气逆，辛以散之，半夏以除烦呕；邪半在表，则荣卫争之，辛甘解之。"成氏借《黄帝内经》"热淫于内，以苦发之"，说明柴胡、黄芩因其苦，可解里热，里虚即太阴虚，用人参、甘草，甘能补中。气机交争于里，以半夏除烦呕而顺气；气机交争于外（荣卫），姜枣调和营卫。

　　本案患者老年男性，虽然服药后出现胸部不适，但笔者仍考虑非不良反应，应为服药后的有效现象，遂未让患者停药，继续服用再未出现类似现象，诸症痊愈。

（丁宇坤）

张慧蕊，主治医师，中医学博士，毕业于北京中医药大学，现于北京市海淀区羊坊店社区卫生服务中心中医科从事社区常见病、多发病的临床诊治工作。2016～2018年在参加北京市住院医师规范化培训期间，师从广安门医院心内科何庆勇主任医师，跟随何师门诊侍诊抄方，受益良多。

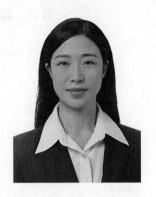

水气弥漫周身变症多——治愈多汗症半年案

关键词：真武汤；牡蛎散；多汗症；3 剂好转

刘某，男，60 岁。**初诊日期：**2019 年 1 月 12 日。

主诉：多汗半年，加重 1 周。

现病史：患者半年前无明显诱因出现自汗，经专家治疗后，有所缓解，后经其他医生调药后，效果越来越差，近 1 周多汗症状加重，故来我处治疗。

刻下症：动则汗出，偶有盗汗，怕冷，胃中偶有反酸，食欲不佳，大便不成形，夜尿每晚 2 次，小便有泡沫。

查体：形体偏胖，有眼袋，双下肢不肿。舌暗红，苔白，胖大，脉沉。

方证辨证：

《伤寒论·辨太阳病脉证并治中第六》说："太阳病发汗，汗出不解，其人仍发热，心下悸，头眩，身瞤动，振振欲擗地者，真武汤主之。"《伤寒论·辨少阴病脉证并治第十一》说："少阴病，二三日不已，至四五日，腹痛，小便不利，四肢沉重疼痛，自下利者，此为有水气，其人或咳，或小便利，或下利，或呕者，真武汤主之。"**笔者临床体会到真武汤的方证是：面色㿠白，精神萎靡，目眩，心悸，身瞤动，振振欲擗地，多汗，舌淡或舌淡胖，苔白，脉沉。**本案患者怕冷，大便不成形，夜尿多，多汗，小便有泡沫，舌体胖大，脉沉，符合真武汤方证，故辨证为真武汤。

诊断：多汗症，真武汤证。

治疗：方用真武汤加减。

茯苓 15g，炒白术 10g，炙甘草 6g，制附子 10g（先煎），桂枝 15g，炙黄芪 30g，煅牡蛎 20g。

5 剂，日 1 剂，水煎服。

二诊：治疗后，家属代诉，患者服药 3 剂后症状大减。

按语：《伤寒论·辨太阳病脉证并治中第六》说："太阳病发汗，汗出不解，其人仍发热，心下悸，头眩，身𥆧动，振振欲擗地者，真武汤主之。"《伤寒论·辨少阴病脉证并治第十一》说："少阴病，二三日不已，至四五日，腹痛，小便不利，四肢沉重疼痛，自下利者，此为有水气，其人或咳，或小便利，或下利，或呕者，真武汤主之。茯苓三两，芍药三两，白术二两，生姜三两（切），附子一枚（炮，去皮，破八片）。上五味，以水八升，煮取三升，去滓，温服七合，日三服。若咳者，加五味子半升，细辛一两，干姜一两；若小便利者，去茯苓；若下利者，去芍药，加干姜二两；若呕者，去附子，加生姜，足前为半斤。"心肾阳虚，不能温化，导致水气泛滥，形成汗多、小便不利、下利之症。

承淡安在《伤寒论新注·辨少阴病脉证并治法》中说："虚寒证之少阴病，二三日不解，延至四五日，胃肠水湿凝滞而为腹痛，膀胱水湿凝滞而为小便不利，四肢水湿凝滞而为沉重疼痛，肠中水湿不化而为自下利，此皆为水湿之气不化所致也。其人有水气，或冲逆于肺而为咳，或有小便利者，或者大便不利者，或有呕者，凡属虚寒而水气不化之病，统可以真武汤治之。"少阴病虚寒水气不化，可致水湿凝滞各处，滞于胃肠则成腹痛，滞于膀胱则成小便不利，滞于四肢则成沉重疼痛，滞于肠中则成下利，上冲于肺则咳，上冲于胃则呕，因此水气弥漫周身，变症多端。

山田正珍的《伤寒论集成》对真武汤太阳病篇条的解释为："此条所言太阳病，以麻黄、青龙等大发其汗时，其人充实者，当出汗，可复常；若其人虚弱者，汗出而表证罢，病仍不解，发热，心下悸，头眩，身𥆧动，而欲仆地，此以汗出多而阳亡故也。此虽发热，然非表不解之发热，乃虚火炎上之发热，后世所谓真寒假热者是也。心下悸为胃阳虚而水饮有停蓄所致。头眩为头中之阳虚，《灵枢·卫气》篇所谓'上虚则眩'是也。身睏而欲仆者，经中之阳虚。茯苓桂枝白术甘草汤条所谓'发汗则动经，身振振而摇'是也。此表里上下俱虚之候备，故与真武汤以复其阳，以行其水也。"因此，此条文虽说真武汤可以治疗太阳误治过汗所导致的亡阳证，但也可以进一步推演出真武汤确可治疗多汗之症。

对于真武汤为何可治疗少阴及太阳两经之病，程郊倩解释道："水气唯太阳与少阴有之，以二经同司夫水也。然太阳从表得之，肤腠不宣，水气为玄府所遏，故以小青龙发之；少阴由下焦有寒，不能制服本水，客邪得深入而动其本气，缘肾阳衰而提防不及也，故用真武汤温中镇水，收摄其阴气。"喻嘉言又进一步解释道："阳明、少阳绝无用附子法，唯太阳经有不得不用之证。盖太阳膀胱为肾之腑，肾中阳虚阴盛，势必传出于腑，故才见脉微恶寒，漏汗恶风、心悸头眩、筋惕肉睏、躁扰等证，纵有传经热邪，不得不用姜附以消阴回阳也。"因太阳、少阴互为表里，且皆司水，因真武汤主治水寒之证，故太阳、少阴病均可施治。

在治疗上，承淡安对真武汤的药物组成解释为："以姜、附回阳散寒，苓、术化水利湿，芍药行血通痹，则小便不利者得苓而利，大便自利者得术而止，四肢重痛者得芍而已，所有虚寒得姜、附而化矣。"

此案患者表现为畏寒怕冷，一派水湿停滞之象，病及少阴，且汗多近于亡阳，故选用真武汤为主方。又因患者有下利之症，故遵方后加减法而去芍药，并改生白术为炒白术。患者阳虚较重，故加桂枝以温肾阳，强心气，助正气。患者尿中已有泡沫，且表虚为甚，故用大量黄芪以固表、煅牡蛎以收涩，且可减蛋白尿之进展。故患者服用 3 剂后，诸症大减。

（张慧蕊）

桂枝加附子汤治愈汗出身凉半月案

关键词：桂枝加附子汤；自汗；汗出身凉；5剂痊愈

赵某，女，80岁。**初诊时间：** 2019年12月24日。

主诉： 多汗半月。

现病史： 半月前患者无明显诱因出现汗多，尤以左侧肋下带状疱疹治疗后遗留皮损处汗出较甚。

刻下症： 患者平素汗多，左侧带状疱疹皮损处汗出身凉，自觉不怕冷。食欲可，二便调，眠可。舌淡，苔白，脉数有力。

方证辨证：

《伤寒论·辨太阳病脉证并治上第五》："太阳病，发汗，遂漏不止，其人恶风，小便难，四肢微急，难以屈伸者，桂枝加附子汤主之。"**笔者体会桂枝加附子汤的方证是：汗多，经常性湿透内衣，怕风畏寒。** 本案患者自汗，汗后身凉，符合桂枝加附子汤的方证，故辨证为桂枝加附子汤。

诊断： 自汗病，桂枝加附子汤证。

治疗： 方用桂枝加附子汤。

白芍9g，桂枝12g，生姜9g，大枣12g，炙甘草6g，黑顺片12g（先煎）。

5剂，水煎服，日1剂，早晚饭后半小时温服。

二诊（2019年12月30日）： 患者诉服药后汗出明显减少，恢复正常。

按语：《伤寒论·辨太阳病脉证并治上第五》："太阳病，发汗，遂漏不止，其人恶风，小便难，四肢微急，难以屈伸者，桂枝加附子汤主之。桂枝三两（去皮），芍药三两，甘草三两（炙），生姜三两（切），大枣十二枚（擘），附子一枚（炮，破八片）。上六味，以水七升，煮取三升，去滓，温服一升。本云桂枝汤，今加附子。将息如前法。"太阳病，无汗可发汗，但如果是太阳中风病，本汗出较多，而误汗太过，则漏汗不止，恶风，小便不利，四肢难以屈伸，仲景针对这种情况，制桂枝附子汤治疗。

金代成无己在《注解伤寒论·辨太阳病脉证并治上第五》中说："太阳病，因发汗，遂汗漏不止而恶风者，为阳气不足，因发汗，阳气益虚而皮腠不固也……小便难者，汗出亡津液，阳气虚弱，不能施化。四肢者，诸阳之本也。四肢微急，难以屈伸者，亡阳而脱液也。《针经》曰：'脱液者，骨属屈伸不利。'与桂枝加附子汤，以温经复阳。"认为太阳病本已阳气不足，再加误汗，阳气更虚，腠理不固，汗出更甚。汗出津液亡失，则使小便减少，且四肢肌肉屈伸不利。

承淡安在《伤寒论新注·辨太阳病脉证并治法上篇》中说："本条为中风发汗太多成为阳虚之救治法。太阳中风病，当与微汗法；若发汗太多，遂致体温消失过甚，调节中枢失却控制力量，则使调整各组织之功能反常作用，不能恢复，因此汗腺开张之后收摄困难，而致汗漏不止。"认为太阳中风病应当微汗，却发汗过度，导致阳虚，体温调节中枢失调而不能恢复，汗腺不能收摄，导致漏汗。

清代陆渊雷的《伤寒论今释·卷一·太阳上篇》云："汗漏不止，其人恶风者，桂枝证仍在也。小便难，是伤津之证，水分尽泄于皮肤，则无以下输于膀胱也。四肢微急，难以屈伸，是亡阳之证……又通常所谓亡阳者，其人汗出如雨，脉细如丝，手足逆冷，神色萎悴，急者三四小时可以致命，是为虚脱，西医必注射强心剂。若是者，宜四逆汤、附子干姜之类，非桂枝加附子所治也。余于此条亦云亡阳。乃因文学上便利，与虚脱之亡阳，实轻重不侔。严格言之，则当曰阳虚。"又云："是以良工治病，不患津之伤，而患阳之亡，阳明病之津液干枯，津伤而阳不亡也，撤其热则津自复。少阴病之津液干枯，阳亡而津不继也，回其阳则津自生。若不知回阳，但喜甘寒生津，岂知滋腻之药，用于阳证则不能减热，用于阴证则不能运化。桂枝加附子之证，伤津而兼亡阳也，仲景则回其阳而已，不养其津，学者当长思之。"陆氏阐明桂枝加附子汤证与四逆汤证、阳虚与亡阳程度之不同，并且言明由于阳虚、亡阳导致的津伤，治疗应以补阳、回阳为主，颇类于"有形之血不能速生，无形之气所当固急"之气脱亡血证之治疗大法。由此可以推断，桂枝加附子汤当治疗阳虚不甚之汗出，桂枝汤以和营卫，附子以复元阳。

　　本案患者为带状疱疹治愈后，皮损处失去了正常的发汗功能，类似于条文中的误汗导致的汗腺功能异常，所以导致皮损处比身体其他部位更容易出汗，成为漏汗，再加上汗出身凉的特征，故用桂枝汤调和营卫以止汗，附子温阳以治其阳虚。因此用桂枝加附子汤收效。

（张慧蕊）

张辉，男，河南中医药大学中西医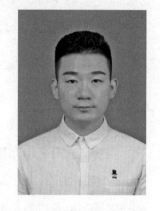结合专业硕士研究生。2012年开始在河南中医药大学进行本科阶段的学习。2018年考研成功，有幸拜入何师门下，跟随何师门诊学习，目睹何师经方神效，并毫不藏私地传授其临床经验，令其深感遇到明师。何师的言传身教，令其收获良多，在何师的指导下，对于运用经方治疗疑难病有了较深的体会。善于运用经方，为患者纾解病痛；将何师《伤寒论》"类方 – 方证 – 主证"辨证方法和《金匮要略》"辨病 – 方证 – 主证"辨证方法运用于临床，获益良多。

经方除鬼魅——治愈晚上噩梦频频案

关键词：经方；7 剂痊愈；龙骨牡蛎重镇安神

张某，男，52 岁。**初诊日期：** 2019 年 11 月 5 日。

主诉：反复噩梦 10 余年。

现病史：患者十几年前无明显原因出现噩梦，开始每月只有 3～5 次，后逐渐加重，几乎每晚均有噩梦，多梦到死去的人，或患者本人受到迫害等。患者以为是鬼神所致，遂购置桃木剑、朱砂等置于床头，但未有明显改善。

刻下症：噩梦频作，几乎每晚均有，脱发，白天倦怠乏力，稍有口苦，眠差，无明显怕冷、怕热，大便偏稀，小便少。纳可，精神可。体型偏胖，舌淡红，苔薄黄，脉弦。

方证辨证：

《金匮要略·血痹虚劳病脉证并治第六》说："夫失精家，少腹弦急，阴头寒，目眩，发落，脉极虚、芤迟，为清谷，亡血，失精。脉得诸芤动微紧，男子失精，女子梦交，桂枝加龙骨牡蛎汤主之。"**何师临床体会到桂枝加龙骨牡蛎汤的方证为：脱发，噩梦频频，少腹拘急，梦遗失精，头晕目眩，失眠，偏怕冷，容易疲劳，脉虚。**本案中患者噩梦频频，脱发，白天倦怠乏力，符合桂枝加龙骨牡蛎汤方证，故辨证为桂枝加龙骨牡蛎汤证。

诊断：虚劳，桂枝加龙骨牡蛎汤证。

治疗：方用桂枝加龙骨牡蛎汤。

桂枝 21g，炒白芍 21g，生姜 21g，甘草 14g，大枣 20g，生龙骨 21g，生牡蛎 21g。

7 剂，水煎服，日 1 剂，分 3 次，早、中、晚饭后半小时服用。

二诊（2019年11月12日）：患者诉服完7剂药后晚上再未出现噩梦，睡眠改善很多，脱发亦有所减轻，但白天依旧有倦怠乏力。舌淡红，苔薄黄。

效不更方，继服7剂，巩固疗效。

按语：《金匮要略·血痹虚劳病脉证并治第六》说："夫失精家，少腹弦急，阴头寒，目眩，发落，脉极虚芤迟，为清谷，亡血，失精。脉得诸芤动微紧，男子失精，女子梦交，桂枝加龙骨牡蛎汤主之。桂枝加龙骨牡蛎汤方：桂枝、芍药、生姜各三两，甘草二两，大枣十二枚，龙骨、牡蛎各三两。上七味，以水七升，煮取三升，分温三服。"此即在桂枝汤的基础上加龙骨、牡蛎两味药。桂枝汤被誉为《伤寒论》第一方，外可解肌发表，内可调和阴阳。加龙骨、牡蛎之意可由《神农本草经》探知一二。《神农本草经·上品》说："龙骨，味甘平……治精物老魅……牡蛎，杀邪鬼，延年。"龙骨、牡蛎皆为驱鬼杀邪之药，故用之以除噩梦频作。

清代张路《张氏医通·卷七·大小腑门》说："小腹急痛，便溺失精，溲出白液，桂枝加龙骨牡蛎汤。"张氏认为桂枝加龙骨牡蛎汤的方证为小腹拘急疼痛，遗精。《经方实验录·中卷·五十三案》说："此方不唯治遗精，并能治盗汗。"曹颖甫认为桂枝加龙骨牡蛎汤不仅能治疗遗精，还能治疗盗汗。何师遍览群书，体会到桂枝加龙骨牡蛎汤的方证除遗精外还有噩梦脱发、头晕目眩。笔者按何师所授方证运用于临床屡获效验。感恩何师倾囊相授。

（张辉）

超重剂经方小方 3 剂治愈咽痛

关键词：重剂甘草、桔梗；是药亲尝；方证辨证取佳效

张某，男，28 岁。**初诊日期：** 2020 年 5 月 23 日。

主诉： 咽部疼痛 4 小时。

现病史： 患者为笔者本人，由于晚上睡觉没关窗户，5 月 23 日早上起床出现咽部疼痛，说话、吞咽食物时疼痛加重，有稀痰。由于第 2 天要出差，故立即给自己开药治疗。

刻下症： 咽部疼痛，随吞咽动作加重，有稀水痰，无明显怕冷，无明显怕热。无咳嗽，无咽痒。大便偏干，小便调，精神可，纳可，眠可。体温 36.1℃，扁桃体Ⅱ度肿大，舌红，苔薄，脉数。

方证辨证：

《伤寒论·辨少阴病脉证并治第十一》说："少阴病二三日，咽痛者，可与甘草汤。不差者，与桔梗汤。"**何师临床体会到桔梗汤的方证是：少阴病，咽痛，或咳黄稠痰，属热证者。** 本案患者咽部疼痛，脉数，符合桔梗汤方证，故辨证为桔梗汤证。

诊断： 咽痛，少阴病、桔梗汤证。

治疗： 方用桔梗汤。

桔梗 35g，生甘草 70g。

3 剂，水煎服，日 1 剂，分早、中、晚 3 次服用。

二诊（2020 年 5 月 26 日）： 服半剂药后即感到咽部疼痛明显减轻，稀水痰当即消失，但药效过后咽痛仍在，稀水痰亦复发。

服完 2 剂，咽部疼痛在药效过后亦明显减轻，稀水痰亦大量减少。服完 3 剂药后，诸症悉愈。另，汤药的味道特别甜，但是气味不太好闻，甘草的气息很浓。

随访 1 个月未见复发。

按语：《伤寒论·辨少阴病脉证并治第十一》说："少阴病二三日，咽痛者，可与甘草汤。不差者，与桔梗汤。"《金匮要略·肺痿肺痈咳嗽上气病脉证治第七》说："咳而胸满，振寒脉数，咽干不渴，时出浊唾腥臭，久久吐脓如米粥者，为肺痈，桔梗汤主之。桔梗一两，甘草二两。上二味，以水三升，煮取一升，去滓，温分再服。"桔梗汤不仅可以用于少阴病兼有咽痛，还可用于肺痈咳吐腥臭脓痰的治疗。

明代许宏《金镜内台方议·卷之十》中说："若不瘥者，是邪气结甚，甘草不能下也。故用桔梗为君，桔梗能浮而治上焦，利肺痿，为众药之舟楫也。以甘草为臣佐，合而治之，其气自下也。"许氏认为少阴病咽痛与甘草汤不瘥者，是邪气凝结较甚。而甘草药效缓和，不能祛邪于外。桔梗可载药上行，疗肺痿，治上焦心肺，故用桔梗为君药，甘草为臣药，共奏驱邪于外之功。

清代吴鞠通《温病条辨·卷三·下焦篇》载："柯氏云：但咽痛而无下利、胸满、心烦等证，但甘以缓之足矣。不差者，配以桔梗辛以散之也。其热微，故用此轻剂耳。"柯氏认为少阴病仅见咽痛，而无泄泻、心烦、胸满等证，是由热邪导致，但其热势较轻，故单用甘草便足以缓少阴之邪热。若未能痊愈，则合桔梗，以桔梗之辛散少阴之邪热。

（张辉）

阳明病欲解时牙痛案

关键词：阳明病；便溏；从申至戌

田某，女，64岁。**初诊日期：**2020年7月5日。

主诉：间断左侧磨牙隐痛4个月，加重10天。

现病史：患者为一诊所医生，4个多月前出现左侧磨牙隐痛，间断发作，范围左下颌、左半舌及左侧唇部。持续疼痛伴跳痛，发病时间晚上7～9点。其间自行服用西药苯妥英钠、双氯芬酸、罗通定1个月，罔效，近10天来疼痛加重，遂问诊于我处。

刻下症：左侧磨牙间断隐痛，范围左下颌，左半舌，左侧唇部。发病时间为晚上7～9点。大便不成形，小便正常，睡眠可。无明显怕冷怕热，无口干口苦。舌红，苔白腻，脉滑。

方证辨证：

《伤寒论·辨太阳病脉证并治中第六》说："太阳病，过经十余日，心下温温欲吐，而胸中痛，大便反溏，腹微满，郁郁微烦，先此时自极吐下者，与调胃承气汤。若不尔者，不可与。但欲呕，胸中痛，微溏者，此非柴胡汤证，以呕，故知极吐下也，调胃承气汤。"**何师临床体会到调胃承气汤的方证是：腹部胀满，大便干或数日一行，或大便热结旁流，或伴发热，心烦，恶心欲吐，胸痛，多于申时至戌时发作，脉沉。**本案患者大便不成形，发病时间固定为晚上7～9点，符合调胃承气汤证，故辨证为调胃承气汤证。

诊断：阳明病，调胃承气汤证。

治疗：方用调胃承气汤。

酒大黄12g，生甘草6g，芒硝12g。

3剂，日1剂，颗粒剂，凉水煮开后再煮3～5分钟，分2次早、晚饭后半小时服用。

二诊（2020年7月15日）：患者服中药3剂后，至今牙痛未再发作，口服中药后未出现不适，近两天因喝凉水，出现上腹部疼痛，无其他不适。

随访2周未见复发。

按语：《伤寒论·辨太阳病脉证并治中第六》说："太阳病，过经十余日，心下温温欲吐，而胸中痛，大便反溏，腹微满，郁郁微烦，先此时，自极吐下者，与调胃承气汤。若不尔者，不可与。但欲呕，胸中痛，微溏者，此非柴胡汤证，以呕，故知极吐下也，调胃承气汤。大黄四两（去皮，清酒洗），甘草二两（炙），芒硝半升。上三味，以水三升，煮取一升，去滓，内芒硝，更上火微煮令沸，少少温服之。"

清代柯琴《伤寒来苏集·卷之下·承气汤证》说："过经不解，十余日，病不在太阳矣。仍曰太阳病者，以此为太阳之坏病也……少与调胃承气汤，微和之，三焦俱和矣。"柯琴认为此病已不在太阳经，因其为太阳病之坏病，故仍称其为太阳病。由于严重呕吐而伤其上焦，故有心下热，胸中痛。心下为胃口，胃有遗留邪热，故有胃口温温而热。胃有燥屎，胃中尚有实邪，故腹部微满胀痛，兼有情绪低下，心烦。胃中有燥屎，大便当硬，但由于严重的泻下伤其下焦，大便不硬反溏泄。由于胃气不和，大肠正虚而胃中仍有实邪，故患者有吐泻症状，因而不得使用吐下之法。与调胃承气汤调和三焦则可痊愈。

金代成无己在《注解伤寒论·辨太阳病脉证并治中第六》中说："心下温温欲吐，郁郁微烦，胸中痛，当责邪热客于胸中。大便反溏，腹微满，则邪热已下于胃也……若曾吐下，伤损胃气，胃虚则邪乘虚入胃为实，非柴胡汤所能去，与调胃承气汤下胃热。"成无己认为邪热羁留胸中，故心下烦热而欲吐，情绪低下，心中烦躁，胸部疼痛。邪热传至胃中，则大便当硬反溏。未经吐下治疗而出现吐泻症状，乃是胃中正气虚损所致，邪热趁胃中正气虚损侵而入之，当与调胃承气汤治疗。

本案患者初以牙痛就诊，笔者本无辨证思路，但细心询问之下，发现患者牙痛每天均于申时至戌时发作，而此时间恰恰属于"阳明病欲解时"的时间段。何师认为"解"的意思为发作，或是加重，并非是字面上的减轻之意。故笔者欲从阳明病给予治疗，阳明病的主方为承气类方，承气类方的方证多为大便硬，此患者大便稀溏，故辨证为调胃承气汤证。患者3剂药后就再无牙痛，又一次证明了何师对于"解"的理解的正确性，感恩何师的用心教诲。

（张辉）

李敏，女，2020级中国中医科学院专业学位在读博士，导师为何庆勇主任医师。幼时身染牙疾，得邻居一中医予针灸治愈，缓解多日服用西药胃痛之苦。自此对中医心存敬意，暗存学医救人之愿。后就读中医专业，于假期常小试牛刀，曾以天麻一药治疗家人眩晕、以桑叶外洗治疗同学眼眵等，竟获良效，窃喜之余体悟中医之实用，立志专研古方，不违经旨，庶光济人，穷极一生，宣畅医理大义。

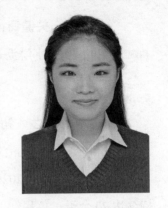

祛瘀正为生新计也——治疗经水淋沥不断20余天案

关键词：桂枝茯苓丸；良方温经汤；

经水淋沥不断；癥瘕；崩漏；祛瘀生新

史某，女，39岁。**初诊日期：** 2020年8月3日。

主诉： 桂枝茯苓丸治疗经水淋沥不断20余天案。

现病史： 患者自2020年7月7日月经来后，经水一直淋沥不断，持续达20余天，色深红，有血块，无腹痛，乏力，语声低微，小腹及腰部怕冷，平素无痛经，就诊于德州市人民医院，查子宫B超：宫腔内高回声区（积血块可能大，不排除内膜息肉）；宫腔积血。予咖啡酸片及产复欣颗粒治疗。患者服用2周后，症状未见明显缓解。患者苦于此，欲求中医调理。

刻下症： 经水淋沥不断，色深红，有血块，无腹痛，心烦，小腹及腰部怕冷，渴喜热饮，头晕少气，疲乏无力，语声低微，健忘，食可，寐差，二便可。

查体： 面黄暗，口唇及颜面有小块瘀斑2块，舌暗苔白腻，脉细涩。

既往史： 萎缩性胃炎，曾引产1次（具体不详）。

方证辨证：

《金匮要略·妇人妊娠病脉证治第二十》曰："妇人宿有癥病，经断未及三月，而得漏下不止，胎动在脐上者，此为癥痼害。妊娠六月动者，前三月经水利时，胎也。下血者，后断三月衃也。所以血不止者，其癥不去故也，当下其癥，桂枝茯苓丸主之。"**笔者临床体会到桂枝茯苓丸的方证是：妇人癥瘕积聚，少腹痛或者有硬块，肌肤甲错，皮肤起屑，健忘，烦躁，或者面色黄、暗，有瘀斑，舌暗、有瘀斑，脉细涩，**

或脐左下按之悸动而痛。本案患者经水淋沥不断，色深红，有血块，心烦，健忘，面黄暗，口唇及颜面有小块瘀斑2块，舌暗苔白腻，脉细涩。符合桂枝茯苓丸的方证，故辨证为桂枝茯苓丸证。

宋代陈自明《妇人大全良方·调经门·月水行或不行心腹刺痛方论第十二》载："夫妇人月经来腹痛者，由劳伤气血，致令体虚，风冷之气客于胞络，损于冲任之脉，手太阳、少阴之经。冲脉、任脉皆起于胞内，为经脉之海也。手太阳小肠之经、手少阴心之经也，此二经为表里，主下为月水。其经血虚，则受风冷。故月水将行之际，血气动于风冷，风冷与血气相击，故令痛也。若经道不通，绕脐寒疝痛彻，其脉沉紧，此由寒气客于血室，血凝不行，结积血为气所冲，新血与故血相搏，所以发痛。譬如天寒地冻，水凝成冰。宜温经汤及桂枝桃仁汤、万病丸。"笔者临床体会到良方温经汤的方证是：**妇人癥瘕积聚，小腹畏寒喜暖，痛经，饿时难受（脾虚症状），脐右下压痛。**本案患者经水淋沥不断，色深红，有血块，小腹及腰部怕冷，渴喜热饮，头晕少气，疲乏无力，语声低微，符合良方温经汤的方证，故辨证为良方温经汤证。

诊断：崩漏、癥瘕，桂枝茯苓丸证、良方温经汤证。

治疗：方用桂枝茯苓丸合良方温经汤。

当归10g，川芎10g，党参15g，桂枝10g，丹参10g，莪术10g，炙甘草10g，茯苓6g，桃仁10g，白芍15g，牡丹皮6g，生黄芪15g。

5剂，水煎服，日1剂，早、中、晚饭后半小时温服。

服用1剂后，患者电话告知出血量较前增加，伴有大块瘀血，笔者耐心告知此为排瘀反应，毋庸紧张。2剂后患者告知出血量减少，3剂后患者告知未再出血，5剂后患者血止，虑患者素体本虚，化瘀药又伤正气，故予培补中土以收工。

按语：《金匮要略·妇人妊娠病脉证治第二十》曰："妇人宿有癥病，经断未及三月，而得漏下不止，胎动在脐上者，此为癥痼害。妊娠六月动者，前三月经水利时，胎也。下血者，后断三月衃也。所以血不止者，其癥不去故也，当下其癥，桂枝茯苓丸主之。桂枝、茯苓、芍药、牡丹（去心）、桃仁（去皮尖，熬），各等分，上五味，末之，炼蜜和丸，如兔屎大，每日食前服一丸。不知，加至三丸。"桂枝茯苓丸是为"癥瘕不去，经血不止"而设。《灵枢·水胀》曰："石瘕生于胞中，寒气客于子门，子门闭塞，气不得通，恶血当泻不泻，衃以留止，日以益大，状如怀子，月事不以时下，皆生于女子，可导而下。"经典中所提及的寒邪固结所致经水不利的石瘕，即类似现代子宫口粘连、宫腔积血等病症。脾虚、血瘀、气逆、阳虚、阴伤等因素可致冲任不固，继而发生崩漏。古人治疗崩漏往往有三法：塞流、澄源、复旧。临床在遵循古法之时，既当标本同治，又应辨证求本。清代黄朝坊的《金匮启钥·卷四·漏胎下血论》曰："素有癥病而生漏下，当先去其癥，桂枝茯苓丸。"本案患者为寒凝血瘀，因为血瘀而下血者，若单纯止血，即使一时侥幸取效，日后亦难以痊愈，收敛之品反而会加重瘀血。本案患者由血瘀引起，辨证准切，即可以桂枝茯苓丸化瘀生新，方中牡丹皮、桃仁、芍药极破血攻瘀之能事，桂枝疏散郁结、培补中阳、温散寒气，茯苓，和脾祛湿。清代尤怡《金匮要略心典·卷下·妇人妊娠病脉证治第二十》曰："桂枝茯苓丸，下癥之力，颇轻且缓，盖恐峻厉之药，将并伤其胎气也。"桂枝茯苓丸通经行瘀，破血下癥而不伤正气，符合《素问·六元正纪大论》所说"有故无殒，亦无殒也"之意。

《妇人大全良方·调经门·月水行或不行心腹刺痛方论第十二》曰："夫妇人月经来腹痛者，由劳伤气血，致令体虚，风冷之气客于胞络，损于冲任之脉，手太阳、少阴之经。冲脉、任脉皆起于胞内，为经脉之海也。手太阳小肠之经、手少阴心之经也，此二经为表里，主下为月水。其经血虚，则受风冷。故月水将行之际，血气动于风冷，风冷与血气相击，故令痛也。若经道不通，绕脐寒疝痛彻，其脉沉紧，此由寒气客于血室，血凝不行，结积血为气所冲，新血与故血相搏，所以发痛。譬如天寒地冻，水凝成冰。宜温经汤及桂枝桃仁汤、万病丸。当归、川芎、芍药、桂心、牡丹皮、莪术（各半两）、人参、甘草、牛膝（各一两），上哎咀，每服五钱。水一盏半，煎至八分，去滓温服。"良方温经汤的主证是笔者治疗月经不调寒凝血瘀证的经验，因为素体阳虚加之外寒侵袭下焦，故呈现小腹畏寒。原文中提及"夫妇人月经来腹痛者，由劳伤气血，致令体虚""风冷之气客于胞络，损于冲任之脉"，陈自明指出使用该方的两个指征：①患者体虚，结合方中党参、炙甘草，可以认为患者往往具有脾虚征象；②冲任受损。《难经·七十七难》云："冲脉者，起于气冲，并足阳明之经，挟脐上行，至胸中而散。"瘀血阻于下，往往出现胃经症状，本案患者自诉多年萎缩性胃炎，常年脾胃不适。瘀血阻滞于下，胃及冲脉气机循行不畅，因胃气与冲脉皆自右侧而下，故患者会出现脐右下压痛，以良方温经汤活血化瘀、温冲降逆，诸证得解。

《金匮要略·妇人杂病脉证治第二十二》云："妇人之病，因虚、积冷、结气，为诸经水断绝，至有历年，血寒积结，胞门寒伤，经络凝坚。"治疗本证时，笔者紧紧抓住患者的根本病机：①寒；②虚；③瘀。以良方温经汤中桂心、当归等温经寒，又以党参、炙甘草等崇土益气，因患者语声低微、甚不欲语，故加黄芪以益气扶正。举桂枝茯苓丸全方之力加莪术、川芎、牛膝等活血下瘀，标本同治，既塞流又辨证求本，故取效较佳。

（李敏）

经方为主，针药并施治愈外感病

关键词：小青龙汤；太阳病；外感；针药并施

杨某，女，52岁。**初诊日期：**2018年2月12日。

主诉：恶寒伴咳嗽2天。

现病史：患者2天前因外出感染风寒，遂出现恶寒，咳嗽，咳痰，痰白，色清稀，有泡沫，流大量清涕，身体疼痛，如物捆绑状，无发热。

刻下症：恶寒，咳嗽，咳痰，痰白，色清稀，有泡沫，流大量清涕，身体疼痛，如物捆绑状，无发热。纳可，眠可，二便可。舌暗红，水润，苔薄白，脉弦。

方证辨证：

《伤寒论·太阳证脉证并治中第六》曰："伤寒表不解，心下有水气，干呕发热而咳，或渴，或利，或噎，或小便不利，少腹满，或喘者，小青龙汤主之。"**笔者临床体会到小青龙汤的方证是：咳喘，咳痰或流涕清稀（落地成水），量多，后背恶寒，咳喘遇寒诱发或加重，水滑苔，脉浮滑。**本案患者恶寒，咳嗽，咳痰，痰白，色清稀，有泡沫，流大量清涕，身体疼痛，舌暗红，水润，苔薄白，脉弦，符合小青龙汤的方证，故辨证为小青龙汤证。

诊断：感冒，小青龙汤证。

治疗：方用小青龙汤。

生麻黄10g（先煎），清半夏12g，生甘草12g，干姜12g，细辛3g（先煎），五味子12g，桂枝12g，生白芍12g。

3剂，水煎服，日1剂，早、中、晚饭后半小时温服，嘱患者服热粥后温覆发汗。

予针刺双风池、双肺俞、双尺泽、双孔最、双阴陵泉，灸大椎。

患者诉服 1 剂后，啜热粥、温覆后发汗，遍身淋漓，身体束缚感觉消失，后背有热感，醒后症状大减，3 剂后诸症消失。

按语:《伤寒论·太阳证脉证并治中第六》曰:"伤寒表不解，心下有水气，干呕发热而咳，或渴，或利，或噎，或小便不利，少腹满，或喘者，小青龙汤主之。麻黄三两，芍药三两，细辛三两，干姜三两，甘草三两，桂枝三两，半夏半升，五味子半升。上八味，以水一斗，先煮麻黄减二升，去上沫，纳诸药，煮取三升，去滓，温服一升，若微利者，去麻黄，加荛花如鸡子大，熬令赤色，若渴者，去半夏，加栝楼根三两，若噎者，去麻黄，加附子一枚（炮)，若小便不利小腹满，去麻黄，加茯苓四两，若喘者，去麻黄，加杏仁半升（去皮尖)。"明代吴昆《医方考·伤寒门第二·小青龙汤》有载:"表不解者，头痛、发热、身疼尚在也。伤寒曾渴。饮水过多，故心下有水气。有声无物，谓之干呕，名曰水气。"如何得知有水气？因患者咳痰，痰白，色清稀，有泡沫，流大量清涕，舌水润，脉弦。患者因为外寒闭郁营卫，营卫输布不利，故恶寒、身疼而自觉周围束缚感，麻黄、桂枝、细辛、干姜辛温开散，可开达玄府，遂发畅汗，通利肺窍。恐辛温发散，耗伤正气，佐以五味子敛肺止咳，白芍和营养血，一散一收，既可增强止咳平喘之功，又可制约辛温燥烈之弊。曹颖甫《经方实验录·小青龙汤证》:"小青龙汤证之病所虽似在肺，而其病源实属于胃。大论中所谓'心下'，即指'胃'……故云'心下有水气'犹言'胃有水气'。更考本方所用之药，属胃者多，属肺者少，故本证病理实属胃邪犯肺，加表寒以激之，若是而已。"指出心下为胃，小青龙汤的病位在胃，咳嗽咳痰均因肺辅助胃排邪，其思甚巧，可待进一步考证。笔者认为在临证运用小青龙汤时，麻黄和细辛要先煎，且煮药过程中应全程打开锅盖。刘渡舟教授在《伤寒论诠解》中明确指出:"本方麻桂并用，又配细辛，虽有芍药、甘草、五味子相佐，毕竟还是辛散峻烈之剂，因此，在服法上要求水煎，分三次服，以便使药力不致太猛。尽管如此，在临证时对年高体弱、婴幼儿童，特别是心肾功能虚衰的患者，仍要慎用，恐有拔肾气、动冲气、耗阴动阳之弊。"此外，刘教授认为："对于一般的病人，使用本方也只是在喘咳急性发作时的救急之法，不可久服多用。且一旦疾病缓解，即应改用苓桂剂温化寒饮，以善其后。"刘渡舟教授认为小青龙汤中麻、桂辛散，多用于表证和急证中。笔者认为若寒凝于内，虽无表证，小青龙汤亦可用，麻黄解寒凝，桂枝温振心阳、通血脉，里阳得通，阳气充斥周身，则邪气无处可遁。若阳虚寒凝者，可在麻黄、桂枝散寒的基础上，加附子、干姜以辛热温阳，即"黄芪得防风，其力更雄"之意。

（李敏）

尹湘君，女，浙江中医药大学助理研究员，北京中医药大学博士研究生。2013 年于中国中医科学院广安门医院实习，其间有幸跟随何师于心血管科住院部查房，见证草木果石在中医经典指导下发挥的神奇疗效，遂拜于何师门下学习。何师临证笃尊经典，药少而精，每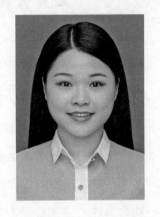于看诊后给学生讲解处方思路、用方主证，令其受益匪浅。临床上运用经方治疗冠心病、心律失常、胃痛、腰腿痛、失眠、月经不调、亚健康状态等具有一定疗效，倡导"治未病""未病先防，既病防变""药食并用，以养其生"。

延年补益气血方治愈心悸 1 年余案

关键词：炙甘草汤；心慌；怕冷；更年期

李某，女，49 岁。**初诊日期：**2015 年 3 月 15 日。

主诉：间断发作心慌 1 年余。

现病史：患者 1 年前无明显诱因出现心慌，每次心慌持续 20 ～ 30 秒，严重时伴胸闷，大汗出，四肢及身冷，全身乏力，曾多次查心电图均为窦性心律，心率为 70 ～ 80 次 / 分，给予丹参滴丸口服治疗，症状稍有缓解，但劳累或生气后仍时有发作。

刻下症：心慌，发作时周身乏力，胸闷，汗出，平素怕冷，易疲乏，纳少，大便偏干，舌质淡有小裂纹，苔薄白，脉细。

方证辨证：

《伤寒论·辨太阳病脉证并治下第七》中说："伤寒脉结代，心动悸，炙甘草汤主之。"又《金匮要略·血痹虚劳病脉证并治第六》篇附方中说："《千金翼》炙甘草汤，一云复脉汤。治虚劳不足，汗出而闷，脉结悸，行动如常，不出百日，危急者十一日死。"**笔者临床体会到炙甘草汤的方证是：心悸亢进，精神萎靡，体质虚弱（多偏瘦），口干，皮肤枯燥，大便干燥。**本案中患者间断发作心慌，发作时周身乏力，平素怕冷，易疲乏，舌质淡有小裂纹，脉细，符合炙甘草汤方证，故辨证为炙甘草汤证。

诊断：心悸，炙甘草汤证。

治疗：方用炙甘草汤。

炙甘草 16g，党参 8g，桂枝 12g，麦冬 12g，生地黄 48g，火麻仁 8g，阿胶珠 8g，大枣 20g，生姜 12g。

14 剂，嘱患者加入白酒 50mL 与水、药同煮，每日 1 剂，分早、中、晚3次温服。

二诊：14剂后，患者诉服药期间心慌未再发作，饮食改善，大便正常。随访1年余，其间患者偶有服用此方，心慌均未再发作，怕冷较前减轻许多，全身较前有力，原采茶1天即觉周身肌肉酸痛，现连续采茶7天仍无明显不适，月经量较前增加。

按语：《伤寒论·辨太阳病脉证并治下第七》说："伤寒脉结代，心动悸，炙甘草汤主之。甘草四两（炙），生姜三两（切），人参二两，生地黄一斤，桂枝三两（去皮），阿胶二两，麦门冬半升（去心），麻仁半升，大枣三十枚（擘）。上九味，以清酒七升，水八升，先煮八味，取三升，去滓，内胶，烊消尽，温服一升，日三服。一名复脉汤。"《金匮要略·血痹虚劳病脉证并治第六》言："《千金翼》炙甘草汤一云复脉汤。治虚劳不足，汗出而闷，脉结悸，行动如常，不出百日，危急者十一日死。"

炙甘草汤主治"脉结代""心动悸"之证，对于"脉结代"的理解，不同医家各有注释。如金代成无己从脉动节律角度描述结代脉，其在《注解伤寒论·卷四·辨太阳病脉证并治法第七》中说："动而中止能自还者，名曰结；不能自还者，名曰代。"而结、代脉的病机"一为邪气留结，一为真气虚衰"。清代张隐庵亦对结代脉形成原因做剖析，其在《伤寒论集注·伤寒论卷第二·辨太阳病脉证篇第二》中说："结者，阴气结而不上……代者，阳气下不至关也。上下不和则中焦之血液不生，是以心主之神气虚而悸动也。"明代方有执在《伤寒论条辨》中对炙甘草汤的病机有所总结，认为炙甘草汤主治"虚多实少"之脉结代心动悸。

炙甘草汤主治之病可划归为少阴病或厥阴病范畴。炙甘草汤主治脉结代之证，结、代之脉均属阴脉，心主血脉，属手少阴心经，又少阴病之提纲证为"脉微细，但欲寐"，为阴虚血少之象，故推断炙甘草汤主治之病当属少阴。然清代柯琴在《伤寒来苏集》中将炙甘草汤划分在厥阴方中，认为其主治"厥阴伤寒"，由于"相火内郁，肝气不舒，血室干涸，以致营气不调"，而出现"脉道涩滞而见代结之象"。清代徐大椿《伤寒论约编》亦将炙甘草汤证归于厥阴病，认为其心动悸的原因为"寒伤心主，神明不安"，并对出现结代脉的预后及转归有所论述："结与代，皆阴脉，伤寒得之，是阳病见阴脉者，死。姑制炙甘草汤，名复脉汤，更欲挽回于万一。"炙甘草汤属厥阴方观点，与其属少阴方思想虽有不同，然炙甘草汤主治证之病机一也，均为心阴阳两虚、心神失养，病位主要在心，可涉及脾、肝、肾。

对于炙甘草汤方之君药认定，各医家亦有不同说法。有医家认为炙甘草汤当以炙甘草为君，原因主要有：①炙甘草汤以炙甘草命名；②"甘草生能泻心下之痞，熟能补中气之虚"（清代钱潢《伤寒溯源集》），中焦为气血生化之源，中气充则有益于气血阴阳生化。又有医家认为炙甘草汤当以生地黄为君，以其在方中之用药量最大，达一斤，以甘草命名，是"取其载药入心，以充血脉"之故（清·徐大椿《伤寒约编》）。笔者认为，临证时可不必拘泥于君药，遵循方中药物之间剂量比例用药即可。

《素问·上古天真论》中记载女子"七七任脉虚，太冲脉衰少，天癸竭，地道不通"，本案中患者为中年妇女49岁，近1年月经量减少，平素怕冷，易疲乏，均为阴阳两虚、太冲脉衰之征，又不喜饮食，气血生化乏源，心主神明，阴血不足则心神失养，心中则悸动不安；气血生成不足，则四肢肌肉难以濡养，故易疲乏；阴津不足，难以濡润大肠，故可见大便干。患者证属心阴阳两虚，气血虚衰，故用炙甘草汤滋阴养阳以充血脉，以酒作引以增药力。此后1年余，患者虽未出现心慌等不适症状，仍嘱其间断服用炙甘草汤，因其年已七七，任脉虚，太冲脉衰少，服炙甘草汤以补气血阴阳，防止心慌再作。

（尹湘君）

老年腰疼腿痛方——治疗腰痛、双下肢无力、双膝关节行走疼痛1月余案

关键词： 独活寄生汤；腰痛；下肢无力；膝关节疼痛

贺某，女，77岁。**初诊日期：** 2016年11月27日。

主诉： 腰痛、双下肢无力伴双膝关节行走时疼痛1月余。

现病史： 患者1个月前无明显诱因出现腰痛、双下肢无力，行走时双膝关节疼痛，不走动则膝关节无疼痛感。

刻下症： 腰部酸痛，双下肢无力，伴双膝关节行走时疼痛，右腿为甚，不肿，贴止痛膏稍有缓解，走路时迈步宽度为原来的1/2，每日活动量减少，手足凉，面稍红，纳眠可，大便干，2~3日/次，舌质淡略暗，苔白根部罩黄微腻，脉细。

方证辨证：

《备急千金要方·卷八》中说："治腰背痛，独活寄生汤。夫腰背痛者，皆由肾气虚弱，卧冷湿地当风所得也，不时速治，喜流入脚膝，为偏枯冷痹缓弱疼重，或腰痛挛脚重痹，宜急服此方……新产竟便患腹痛不得转动，及腰脚挛痛不得屈伸，痹弱者，宜服此汤。"**笔者临床体会到独活寄生汤的方证是：腰背部疼痛，或连及脚膝痉挛性疼痛，阴雨天加重，平素怕冷，舌质淡，脉细。** 本案中患者腰部酸痛，双下肢无力，伴双膝关节行走时疼痛，平素怕冷，舌质淡略暗，脉细，符合独活寄生汤方证，故辨证为独活寄生汤证。

诊断： 痹症，独活寄生汤证。

治疗： 方用独活寄生汤。

独活15g，桑寄生10g，秦艽10g，防风10g，细辛3g，川芎10g，当归10g，熟地黄10g，白芍10g，肉桂6g，茯苓10g，杜仲10g，怀牛

膝 10g，党参 10g，生甘草 10g。

7 剂，水煎服，每日 1 剂，分早、晚 2 次温服。

二诊（2016 年 12 月 5 日）：患者诉服药 7 剂后腰背部酸痛明显缓解，双下肢较前有力，膝关节行走时疼痛减轻，走路时迈步宽度较前增加，舌质淡，苔白中根部微腻，脉细。原方有效，故继续当前治疗。

患者继服 7 剂后反馈已无腰背部酸痛，双下肢有力，膝关节行走疼痛减轻 70%，但仍不能久行，嘱患者平素注意防寒保暖，适量活动，不适则随诊。

按语：《备急千金要方·卷八》中说："治腰背痛，独活寄生汤。夫腰背痛者，皆由肾气虚弱，卧冷湿地当风所得也，不时速治，喜流入脚膝，为偏枯冷痹缓弱疼重，或腰痛挛脚重痹，宜急服此方：独活三两，寄生（《古今录验》用续断）、杜仲、牛膝、细辛、秦艽、茯苓、桂心、防风、芎䓖、人参、甘草、当归、芍药、干地黄各二两。上十五味，㕮咀，以水一斗，煮取三升。分三服，温身勿冷也。喜虚下利者，除干地黄。服汤，取蒴藋叶火燎，厚安席上，及热眠上，冷复燎之。冬月取根，春取茎熬，卧之佳，其余薄熨，不及蒴藋蒸也。诸处风湿亦用此法。新产竟便患腹痛不得转动，及腰脚挛痛不得屈伸，痹弱者，宜服此汤，除风消血也。《肘后》有附子一枚大者，无寄生、人参、甘草、当归。"独活寄生汤主治肾气亏虚，又感受风寒湿邪气所致痹痛之症；患者病位主要在腰背部，也可连及下肢膝关节，表现为脚膝寒冷、肌肉痉挛或骨节疼痛、屈伸不利。

清代汪昂的《医方集解·三卷》中说独活寄生汤"治肝肾虚热，风湿内攻，腰膝作痛，冷痹无力，屈伸不便"，为"足少阴、厥阴药"，其中"独活、细辛入少阴，通血脉，偕秦艽、防风疏经升阳以祛风；桑寄生益气血，祛风湿，偕杜仲、牛膝健骨强筋而固下；芎、归、芍、地所以活血而补阴，参、桂、苓、草所以益气而补阳。辛温以散之，甘温以补之，使气血足而风湿除，则肝肾强而痹痛愈"。又清代张璐在《千金方衍义·卷八·偏风第四》中说:"风性上行,得湿黏滞,则留着于下而为腰脚痹重,非独活寄生无以疗之。辛、防、秦艽、独活之助牛膝、杜仲、寄生之佐,桂、苓、参、甘以壮其气,芎䓖、芍、地以滋其血,血气旺而痹著开矣。"独活寄生汤重用独活三两以祛风胜湿散寒、通血脉、除痹痛,余药各二两,全方共奏祛风湿、止痹痛、益肝肾、补气血之功。

本案中患者为老年女性,年过七七,任脉虚,太冲脉衰少,肝肾亏虚,久居南方湿冷之地,感受风寒湿邪气,出现腰部酸痛,双下肢无力,伴双膝关节行走时疼痛、走路时迈步变窄、手足凉、舌质淡略暗、苔白根部罩黄微腻、脉细等症,恰合独活寄生汤方证,故用之以祛风除湿止痹痛,起效迅速。独活寄生汤虽能止痹痛,然仍需嘱患者平素注意保暖,防止风寒湿气再次侵袭人体发病。

(尹湘君)

"肝病传脾"——胃胀胃痛方
治愈胃部隐隐作痛 2 月余案

关键词：香苏散；百合乌药汤；苓桂术甘汤；胃隐痛

李某，男，37 岁。**初诊日期**：2016 年 10 月 31 日。

主诉：胃脘部隐隐作痛 2 月余。

现病史：患者 2 个月前无明显诱因出现胃脘部隐隐作痛，自服奥美拉唑肠溶胶囊后症状缓解，但停服则又疼，就诊于当地医院，胃镜示胃窦溃疡Ⅲ、慢性浅表性胃炎（胃窦），胃窦黏膜活检病理诊断为慢性浅表性胃炎。

刻下症：胃脘部隐隐作痛，胀痛，晨起口水多，痰多，色白质黏，饱食后易饿，大便 2 日 1 次，不干，无反酸烧心，怕冷，不喜饮水，无肠鸣，平素脾气急，舌质淡，苔白滑、根部微腻，脉弦。

方证辨证：

《太平惠民和剂局方·卷之二》中说"香苏散治四时瘟疫伤寒"；又《医学三字经·心腹痛胸痹第七》中说"心胃疼，有九种……三气痛，香苏专"。**笔者临床体会到香苏散的方证是：胸脘部满闷或胀痛、隐隐作痛，发病与情绪相关，或见发热恶寒恶风，舌淡苔白。**本案中患者胃脘部隐隐作痛，胀痛，平素脾气急，怕冷，舌质淡，苔白滑根部微腻，符合香苏散的方证，故方证辨证为香苏散证。

《时方歌括·卷下》中说："百合汤，治心口痛，服诸热药不效者。亦属气痛。"**笔者临床体会到百合汤的方证是：心口胃脘部满闷不舒或胀痛。**本案中患者胃脘部隐隐作痛，胀痛，符合百合汤方证，故方证辨证为百合汤（又名百合乌药汤）证。

《伤寒论·辨太阳病脉证并治中第六》中说："伤寒若吐、若下后，心下逆满，气上冲胸，起则头眩，脉沉紧，发汗则动经，身为振振摇者，茯苓桂枝白术甘草汤主之。"又《金匮要略·痰饮咳嗽病脉证并治第十二》中说："心下有痰饮，胸胁支满，目眩，苓桂术甘汤主之。"笔者临床体会到苓桂术甘汤的方证是：**动则头晕（头晕与体位变换有关），动则心悸；心悸，常晨起、夜卧、饱食后发作；有气向心胸或咽喉部上冲，胸满，短气，面色黧黑或有水斑，苔水滑（欲滴）。**本案中患者胃脘部胀，晨起口水多，痰多，色白质黏，不喜饮水，舌质淡，苔白滑根部微腻，脉弦，为痰饮内停上冲之征，符合苓桂术甘汤方证，故方证辨证为苓桂术甘汤证。

诊断：胃痛，香苏散合百合汤证；痰饮，苓桂术甘汤证。

治疗：方用香苏散合百合汤（合苓桂术甘汤）。

香附12g，紫苏叶6g，紫苏梗6g，陈皮6g，炙甘草6g，百合30g，乌药9g，茯苓16g，桂枝12g，生白术6g。

7剂，水煎服，日1剂，分早、晚2次温服。

二诊（2016年11月9日）：患者诉服药5剂后胃脘部隐痛、胀痛均未再发作，已停用奥美拉唑肠溶胶囊，痰减少，但仍口水多。

按语：香苏散最早见于《太平惠民和剂局方·卷之二》中："香苏散治四时瘟疫伤寒。陈皮二两，香附子（炒，去毛）、紫苏叶各四两，甘草（炙）一两。上为粗末，每服三钱，水一盏，煎七分，去滓，热服，不拘时，日三服，若作细末，只服二钱，入盐点服。"其不仅能治外感伤寒、瘟疫，对气滞引起的胃胀、胃痛亦有一定疗效。《医学三字经·心腹痛胸痹第七》中说："心胃疼，有九种……三气痛，香苏专。因大怒及七情之气作痛，宜香苏饮加元胡索二钱。"香苏饮方记载于书后所附"心腹痛胸痹方"中："香苏饮，治气痛。一切感冒俱佳。香附（制研）二钱，紫苏叶三钱，陈皮、甘草各一钱，加生姜五片，水二杯，煎八分服。"又《时方歌括·卷下》中亦有对香苏饮的记载："香苏饮，治四时感冒，发表轻剂。"其方组成及煎服法为"紫苏叶二钱，香附、炒陈皮各一钱五分，灸草一钱，加姜、葱，水煎服，微覆取汗"；其主要药物组成及其发挥功效为"紫苏，血中气药；香附，气中血药；甘草兼调气血；陈皮宣邪气至郁，从皮毛而散"。陈修园所言香苏饮与香苏散主要药味组成相同，均为香附、苏叶、陈皮、甘草，剂量稍有差异，煎服法略有不同，香苏饮煎服时多加入葱、姜，以增强全方温通解表之功。香苏散虽未在《太平惠民和剂局方》中记载可治疗心胃痛，然分析其主要药味组成，与可治疗心胃气痛之香苏饮相同，诸药合用不但可散表邪，亦可调理内在气血，因此笔者认为香苏散与香苏饮均不仅能治四时瘟疫感冒，亦能治疗与情绪相关气滞所致胃脘部不适、胀满或疼痛。

清代陈修园在《医学三字经·心腹痛胸痹第七》中指出，治疗气痛亦可用百合乌药汤："又方，用百合一两、乌药三钱，水煎服。"百合乌药汤又名百合汤，在该书书后所附"心腹痛胸痹方"中记载道："百合汤，治心口痛诸药不效。亦属气痛。百合一两，乌药三钱。水三杯，煎八分服。此方余自海坛得来。"《时方妙用·心腹诸痛》中说："气痛，脉沉而涩，乃七情之气郁滞所致，宜七气汤（微温）、百合汤（微凉）。"又《时方歌括》中说："久痛原来郁气凝，若投辛热痛频增，重需百合轻清品，乌药同煎亦准绳。"百合乌药汤与香苏散同，亦可治胸腹气痛，其中百合味甘平，《神农本草经·卷上》中谓其"主邪气腹胀心痛，利大小便，补中益气"；乌药性辛温，《本草求真·卷四》中说"凡一切病之属于气逆，而见胸腹不快者，皆宜用此。功与木香、香附同为一类……香附辛苦入肝胆二经，开郁散结，每于忧郁则妙。此则逆邪横胸，无处不达，故用以为胸腹逆邪要药耳"。

《伤寒论·辨太阳病脉证并治中第六》中说："伤寒若吐、若下后，心下逆满，气上冲胸，起则头眩，脉沉紧，发汗则动经，身为振振摇者，茯苓桂枝白术甘草汤主之。茯苓四两，桂枝三两（去皮），白术、甘草各二两（灸）。上四味，以水六升，煮取三升，去滓，分温三服。"又《金匮要略·痰饮咳嗽病脉证并治第十二》中说："心下有痰饮，胸胁支满，目眩，苓桂术甘汤主之。茯苓桂枝白术甘草汤方茯苓四两，桂枝、白术各三两，甘草二两。上四味，以水六升，煮取三升，分温三服，小便则利……夫短气有微饮，当从小便去之，苓桂术甘汤主之。"苓桂术甘汤主要治疗痰饮内停、水气上冲之证，临床可见胸脘胁肋部满闷，动则头晕、目眩、心悸，面部水斑，舌质淡，苔水滑等症。清代王子接在《绛雪园古方选注·上卷·伤寒科》中说苓桂术甘汤："此太阳、太阴方也，膀胱气钝则水蓄，脾不行津液则饮聚。白术、甘草和脾以运津液，茯苓、桂枝利膀胱以布气化。崇土之法，非但治水寒上逆，并治饮邪留结，头身振摇。"现代伤寒大家刘渡舟教授在《伤寒论十四讲》中对苓桂术甘汤所治心下水气上冲证有十分具体的阐释："由于水寒之气先犯心下的胃脘部位，则胃中胀满；若再上冲于胸……则自觉憋闷……若肺气受阻，则咳嗽、短气；若心阳被凌，则心悸不安；若水气再上冲于咽喉，则气结成痹，犹如梅核气状，自觉一物梗塞喉间，吐之不出，咽之不下；如水气再往上冲，必冒蔽清阳之气，症见头目眩晕，动则为甚。"

本案中患者胃脘部胀满，同时伴有晨起口水多，痰多，平素怕冷，不喜饮水，舌质淡，苔白滑，脉弦等症，考虑为痰饮内停、水气上冲之证，故用苓桂术甘汤以温化痰饮，平冲降逆。又患者胃脘部隐隐作痛、胀痛，平素脾气急，舌质淡，苔白，考虑患者胃脘部胀痛、隐痛亦由气郁于内气滞不通引起，符合香苏散、百合乌药汤主证，故合用以通气，消胃脘部胀满疼痛。

（尹湘君）

江虹，女，硕士研究生。本科及研 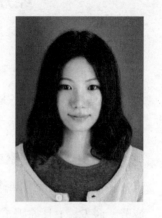 究生阶段就读南京中医药大学，师承国医大师徐景藩主任医师一派，毕业后来京工作。有幸跟随何师门诊抄方，几年随诊中目睹经方神奇疗效，亦深知中医道术精深。其师何君师出名医，博览医书，但笃尊经方，常教导其弟子需多读古书多用经方，强调方证合一，随证治之。行路尤需明灯，何师即弟子中医路之明灯。三生幸之能跟随何师，受益良多。

经方治疗虚劳失眠脱发案

关键词：桂枝加龙骨牡蛎汤；入睡困难；脱发

王某，女，33 岁。**初诊日期：** 2018 年 5 月 1 日。

主诉： 失眠 1 年余，加重 1 月。

现病史： 患者平素工作压力大，精神紧张，近 1 年来自觉入睡困难，多梦易惊，常噩梦连连，醒后难以入睡，夜眠 4 小时左右，日间易疲劳，脱发。1 月前因工作变动自觉上述症状加重，遂来就诊。

刻下症： 失眠，入睡困难，多梦易惊，常噩梦连连，醒后难以入睡，日间易疲劳，脱发，每次梳头有 10 ～ 20 根头发脱落，纳可，二便正常，舌暗，苔少薄白，脉沉细。

方证辨证：

《金匮要略·血痹虚劳病脉证并治第六》说："夫失精家少腹弦急，阴头寒，目眩，发落，脉极虚芤迟，为清谷，亡血，失精。脉得诸芤动微紧，男子失精，女子梦交，桂枝加龙骨牡蛎汤主之。"**笔者临床体会到桂枝加龙骨牡蛎汤的方证是：脱发，噩梦频频，少腹拘急，梦遗失精，头晕目眩，失眠，偏怕冷，容易疲劳，脉虚。**本案患者刻下失眠，入睡困难，多梦易惊，常噩梦连连，易疲劳，脱发，符合桂枝加龙骨牡蛎汤的方证，故辨证为桂枝加龙骨牡蛎汤证。

诊断： 失眠，桂枝加龙骨牡蛎汤证。

治疗： 方用桂枝加龙骨牡蛎汤。

桂枝 15g，生白芍 15g，大枣 12g，生甘草 12g，生姜 15g，龙骨 15g，牡蛎 15g。

7 剂，水煎服，日 1 剂，晚饭前后半小时温服。

二诊（2018 年 5 月 8 日）： 患者诉服药 2 剂后自觉失眠症状明显

改善，噩梦明显减少，夜间惊醒次数减少，日间乏力改善。服用1周自觉脱发明显减少，每次梳头脱发量已减至10根以下。

二诊上方继服。

服药1月，上述症状痊愈停药，其后随访1个月未见复发。

按语:《金匮要略·血痹虚劳病脉证并治第六》说："夫失精家少腹弦急，阴头寒，目眩，发落，脉极虚芤迟，为清谷，亡血，失精。脉得诸芤动微紧，男子失精，女子梦交，桂枝加龙骨牡蛎汤主之。桂枝加龙骨牡蛎汤方：桂枝、芍药、生姜各三两，甘草二两，大枣十二枚，龙骨、牡蛎各三两。上七味，以水七升，煮取三升，分温三服。"桂枝加龙骨牡蛎汤主治梦交失精，其主症中少腹弦急、阴头痛、目眩发落、遗精滑泄、梦多等为辨证重点，故而多加龙骨、牡蛎两味既可重镇固涩，又能潜阳入阴，以补治虚，以涩治遗，临床常用于虚劳患者，不单治失精，临床上对由阴阳两虚或卫气营血俱亏引起的多种病症如失眠、眩晕、心悸、脱发等均有良效。《皇汉医学·类聚方广义》记载："禀赋薄弱之人，因色欲过多，则血精减耗，身体羸瘦，面无血色，身体常有微热，四肢倦怠，唇舌干燥，小腹弦急，胸腹动甚，乃至于穷，不死何待；妇人心气郁结，胸腹动甚，寒热交作，经行常衍期，多梦惊惕，鬼交漏精，身体渐就羸瘦，其状恰似劳瘵，孀妇室女，情欲妄动而不遂者多有此证，此方宜之。"失眠属中医"不寐"的范畴。《黄帝内经》称之为"不得卧""目不瞑"。其病机为人体营卫不调，阴阳失交，阳不入阴而形成。因此不寐治宜调理营卫阴阳为主。桂枝加龙骨牡蛎汤方中桂枝、甘草、龙骨、牡蛎补心阳以镇敛神气，芍药敛心阴，桂枝、芍药等量配伍，一散一收，体现营卫同治。同时，临证用药不忘对患者进行心理治疗，嘱其调整心态，保持良好的生活习惯，按时作息，加强体育锻炼，增强体质。

（江虹）

上篇

脏躁小方治愈抑郁症半年余案

关键词：甘麦大枣汤加味；情绪低落，悲伤善哭

王某，女，18岁。**初诊日期：**2018年4月3日。

主诉：情绪低落半年余，加重1周。

现病史：患者为高考考生，平素学习压力较大，半年前因失恋，导致情绪低落，常觉委屈欲哭，不愿与人交往，严重时有过自杀念头，曾至医院诊治为"抑郁症"，因患者抵触精神类药物一直未服药治疗。1周前因考试成绩下滑问题导致情绪低落问题加重，常独自哭泣，夜间寐差，家长心忧遂来就诊。

刻下症：情绪低落，常悲伤哭泣，不愿与人交往，寐差，多梦易醒，纳少，二便调。舌淡红，苔少薄白，脉细数。

方证辨证：

《金匮要略·妇人杂病脉证并治第二十二》说："妇人脏躁，喜悲伤欲哭，象如神灵所作，数欠伸，甘麦大枣汤主之。"**笔者临床体会甘麦大枣汤的方证为：妇人脏躁（更年期），喜悲伤欲哭，易紧张。**本案患者刻下常情绪低落，心烦，悲伤欲哭，符合甘麦大枣汤的方证，故辨证为甘麦大枣汤证。

诊断：脏躁，甘麦大枣汤证。

治疗：方用甘麦大枣汤加味。

生甘草20g，大枣20g，浮小麦100g，酸枣仁40g，香附10g。

7剂，水煎服，日1剂，早、晚饭后半小时温服。

二诊（2018年4月10日）：患者诉4剂后自觉情绪低落症状明显改善，夜间睡眠改善，二诊上方继服。服药1个月，心情好转后自行停药，因临近高考患者学业紧张未再复诊，其后随访1个月未见复发。

按语:

《金匮要略·妇人杂病脉证并治第二十二》说:"妇人脏躁,喜悲伤欲哭,象如神灵所作,数欠伸,甘麦大枣汤主之。甘草三两,小麦一斤,大枣十枚。上三味,以水六升,煮取三升,温分三服。亦补脾气。"按条文描述脏躁患者情绪易激惹,哭笑不羁,喜悲伤欲哭,喜呵欠引伸,如鬼神上身,属于西医学精神类疾病范畴,如抑郁症、躁狂症等,仲景拟以甘麦大枣汤调理之。清代高学山在《高注金匮要略·妇人杂病脉证并治第二十二》中说:"小麦为心之谷,大枣为肺之果,又皆甘寒甘温,而偏滋津液者,得甘草以浮之在上,则正行心肺之间,而神魄优裕,又岂止食甘以缓其躁急乎哉,亦补脾气……补脾,非补脾气,当指脾中之津液,故本汤可与脾约丸为表里之剂。"高氏认为甘麦大枣汤不仅是以甘缓急,更能滋补心肺津液而补养神魄。清代唐宗海在《血证论·卷八·甘麦大枣汤》中说:"三药平和,养胃生津化血;津水血液,下达子宫,则脏不燥,而悲伤太息诸证自去。此与麦门冬汤滋胃阴以达胞宫之法相似,亦与妇人乳少催乳之法相似。乳多即是化血之本,知催乳法,则知此汤生津液润燥之法。"唐氏认为此三味药可通过养胃化生津液,津血下行滋养子宫,使胞宫不燥而诸证自去。

抑郁症是情感性精神障碍为主的一种疾病,以持久的心境低落为主要临床表现。常伴有焦虑、躯体不适和睡眠障碍,属中医"郁证""癫证"的范畴。患者主要由七情内伤、忧思过度等因素所致。以其病在神,其治在心,主明则下安,甘麦大枣汤最能安心气、护神明,故获效验。

（江虹）

解表蠲饮——治愈咳痰清稀案

关键词：小青龙汤；饮冷后咳喘；吐涎沫

刘某，男，64岁。**初诊日期：** 2017年9月20日。

主诉： 咳喘吐涎沫1月余。

现病史： 患者平素体弱，1月前因暑热汗出后饮大量冷水，后出现咳嗽，痰涎较多，如稀水样，时有喘息，常流清涕，无鼻塞咽痛，畏寒，尤以颈背部为甚，汗少，遂来就诊。

刻下症： 咳嗽时作，痰涎较多，如稀水，时有喘息，常流清涕，畏寒，尤以颈背部为甚，汗少，形体消瘦，面色㿠白，眼下发青，纳寐尚可，二便可。舌淡红，苔白滑，脉细。

方证辨证：

《伤寒论·辨太阳病脉证并治中第六》说："伤寒表不解，心下有水气，干呕发热而咳，或渴，或利，或噎，或小便不利、少腹满，或喘，小青龙汤主之。""伤寒心下有水气，咳而微喘，发热不渴。服汤已，渴者，此寒去欲解也，小青龙汤主之。"

《金匮要略·痰饮咳嗽病脉证治第十二》说："病溢饮者，大青龙汤主之，小青龙汤亦主之。""咳逆倚息，小青龙汤主之。"《金匮要略·妇人杂病脉证并治第二十二》说："妇人吐涎沫，医反下之，心下即痞，当先治其吐涎沫，小青龙汤主之。"**笔者体会到小青龙汤的方证是：咳喘，咳痰或流涕清稀（落地成水），量多，后背恶寒，咳喘遇寒诱发或加重，水滑苔，脉浮滑。** 本案患者咳嗽、畏寒、咳清稀痰、眼下发青、苔白滑，符合小青龙的方证，故方证辨证为小青龙汤证。

诊断： 咳嗽，小青龙汤证。

治疗： 方用小青龙汤。

生麻黄 9g（先煎），甘草 15g，白芍 15g，醋五味子 15g，细辛 9g（先煎），清半夏 15g，桂枝 15g，干姜 15g。

4 剂，水煎服，日 1 剂，早晚饭后半小时温服。

二诊： 患者诉服 4 剂后，咳嗽频次降低，咳痰量减少，畏寒减轻。二诊守原方 7 剂，患者服完后，诉咳喘咳痰已好转约半，畏寒已愈，再服 1 周后症状基本痊愈。随访 2 周未复发。

按语：《伤寒论·太阳病脉证并治中第六》说："伤寒表不解，心下有水气，干呕发热而咳，或渴，或利，或噎，或小便不利、少腹满，或喘，小青龙汤主之。""伤寒心下有水气，咳而微喘，发热不渴。服汤已，渴者，此寒去欲解也。小青龙汤主之。麻黄（去节）三两，芍药三两，五味子半升，干姜三两，甘草三两（炙），细辛三两，桂枝三两，半夏半升。上八味，以水一斗，先煮麻黄，减二升，去上沫，内诸药，煮取三升，去滓，温服一升。"

《金匮要略·痰饮咳嗽病脉证治第十二》说："病溢饮者，大青龙汤主之，小青龙汤亦主之。""咳逆倚息，小青龙汤主之。"《金匮要略·妇人杂病脉证并治第二十二》说："妇人吐涎沫，医反下之，心下即痞，当先治其吐涎沫，小青龙汤主之。"**小青龙汤的主证是：面部有水色、水斑、水气、水苔，咳喘，咳痰清稀，量多，恶寒，以背部为甚。** 使用该方的关键在于辨气色、辨脉、辨舌、辨痰涎、辨咳喘、辨兼证这几个环节。清代喻昌在《尚论篇·第一》中说："风寒不解，心下有水气，水即饮也，水寒相搏，必伤其肺……"喻昌认为小青龙证系由内外合邪，内饮与风寒两感所致。刘渡舟《刘渡舟临证验案精选》曾有用此方治疗咳喘（慢性支气管炎）的医案：柴某，男，53 岁，1994 年 12 月 3 日就诊。患咳喘十余年，冬重夏轻，经过许多大医院均诊为"慢性支气管炎"，迭用中西药治疗而效果不显。就诊时，患者气喘憋闷，耸肩提肚，咳吐稀白之痰，每到夜晚则加重，不能平卧，晨起则吐痰盈杯盈碗，背部恶寒。视其面色黧黑，舌苔水滑，切其脉弦、寸有滑象，诊断为寒饮内伏，上射于肺之证，方用小青龙汤：麻黄 9g，桂枝 10g，干姜 9g，五味子 9g，细辛 6g，半夏 14g，白芍 9g，甘草 10g。服 7 剂咳喘大减，吐痰减少，夜能卧寐，胸中觉畅，后以《金匮》桂苓五味甘草汤加杏、夏、姜正邪并顾之法治疗而愈。

祛痰降气对治喘来说至关重要，小青龙汤中细辛、干姜、半夏为化痰饮要药。如咳喘气逆、痰涎壅盛，明代韩懋《韩氏医通》中的三子养亲汤（苏子、白芥子、莱菔子）是祛痰降气的好方子，常与小青龙汤配合使用。小青龙汤中，麻黄是宣肺平喘的主药，生者发散力大，宜先煎去沫，水炙则表散力缓，若不须表散，可用蜜炙。因有麻黄，因此小青龙汤过服可致伤阴动血。故而喘咳病情缓解，即考虑改用温化寒饮类方。

（江虹）

杨韬，毕业于北京中医药大学本硕连读七年制，硕士研究生学历，导师为广安门医院心内科何庆勇主任医师，硕士期间发表论文5篇，其中第一作者国内核心期刊论文3篇。对运用《伤寒论》《金匮要略》方剂治疗临床常见病有较深的体会。

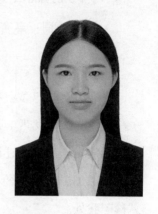

小药解燃眉——麻杏石甘汤治愈外感 1 周案

关键词：麻杏石甘汤证；流感；无大热；1 剂好转

张某，女，27 岁。**初诊日期：**2019 年 1 月 16 日。

主诉：头痛发热 1 周。

现病史：患者自述因流感爆发，1 周前被传染，出现头痛发热，测体温 38.5℃，自服西药及小柴胡颗粒（具体不详），未见明显好转，遂就诊于我处。

刻下症：发热恶寒，头晕头痛，乏力身痛，咽痛，咽中有痰，痰少难咯，鼻塞流涕，少量清涕，口鼻气息热，心烦无汗，口干不苦，纳少，食欲欠佳，无腹胀，无恶心呕吐，大便干，3～4 日未行，小便正常。

查体：神疲乏力，少气懒言，面红体瘦，体温：38.5℃，脉数，舌尖红，苔薄黄。

方证辨证：

《伤寒论·辨太阳病脉证并治中》言："发汗后，不可更行桂枝汤，汗出而喘，无大热者，可与麻黄杏仁甘草石膏汤。"**笔者临床体会到麻杏石甘汤的方证是：恶寒发热，头身疼痛，有汗或无汗，咳嗽或喘憋，心烦，口鼻气息热，口渴咽干。**本案患者发热恶寒，头晕头痛，乏力身痛，心烦，口鼻气息热，口干不苦，便干，符合麻杏石甘汤的方证，故辨证为麻杏石甘汤证。

诊断：外感，麻杏石甘汤证。

治疗：方用麻杏石甘汤。

麻黄 6g（先煎），杏仁 6g，生石膏 24g，炙甘草 3g。

3 剂，水煎服，先煮麻黄去上沫，日 1 剂，当晚即服 1 剂。

二诊（2019年1月17日）：患者当晚服药1剂后，次日清晨即感全身舒畅，头晕头痛愈，乏力身痛愈，排便1次，食欲大增，体温恢复正常，口干咽痛减轻。进服2剂，诸症消失。

按语：《伤寒论·辨太阳病脉证并治中》言："发汗后，不可更行桂枝汤，汗出而喘，无大热者，可与麻黄杏仁甘草石膏汤。麻杏石甘汤方：麻黄四两（去节），杏仁五十个（去皮尖），甘草二两（炙），石膏半斤（碎，绵裹）。上四味，以水七升，煮麻黄，减二升，去上沫，内诸药，煮取二升，去滓，温服一升。"麻杏石甘汤全方仅麻黄、杏仁、甘草、石膏四味药，用治外感风寒、内热津伤者，药简效宏。麻黄，《神农本草经》中言其"主中风伤寒头痛温疟，发表，出汗"，为解表散寒之主药，开表之力较强，擅于表闭无汗之证。杏仁，《本草拾遗》云其"杀虫……利喉咽，去喉痹、痰唾、咳嗽、喉中热结生疮"，可止咳下气平喘，并有通便之效，对于津伤生热咳喘较有效果。本案患者虽无咳喘，但是热重津伤之病机尚在，并兼有大便秘结，用杏仁泄里热通便甚好。甘草，《神农本草经》载其"主五脏六腑寒热邪气，坚筋骨，长肌肉，倍力"，可调和诸药，并有益气之功，在攻伐外感邪气时，有保护正气之效，不必赘述。石膏乃四个药中点睛之笔。《神农本草经》言其"主中风寒热，心下逆气惊喘，口干，苦焦"，不仅有邪热之效，更有生津之力。本方与麻黄汤仅一药之差，这一味药就是石膏，也就是说石膏与桂枝的不同决定了二方治疗方向的迥异。《伤寒论》中麻黄汤用治"太阳病，头痛发热，身疼腰痛，骨节疼痛，恶风无汗而喘者"，为太阳伤寒表实证，患者常表现为头身疼痛，恶寒发热，无汗咳喘等，与麻杏石甘汤相比，就是没有津伤，没有内热，这也是麻杏石甘汤证病机关键之所在：外感表闭，正邪相争于肌表，积而生热，热盛煎灼津液，津伤而热势更甚，津伤热盛互为因果，表证未解，里热津伤，不加干涉则津伤更重可致筋脉失养而成痉病，热势更重则可热郁而成少阳或阳明病。此时着眼于伤寒津伤内热的病机，应解表生津清热，其他三味药皆为解表药，清热生津者唯有石膏。可见方中石膏之重，而其用量也较重，为麻黄两倍，甘草四倍，如此才可有效截断病程，使之趋于痊愈。

曹颖甫先生在《伤寒发微·太阳篇》中阐述："使汗出而喘，壮热不解，则为胃热上冲肺部而喘，病邪已属阳明，直可决为白虎汤证，唯其身无大热而喘，乃为肺气不宣，故宜麻杏石甘汤。"说明大热者，病在阳明，用白虎汤；无大热者，仍在太阳，用麻杏石甘汤。这里大热当指阳明之热，而非温度高。犹记在学习麻杏石甘汤条文时，何师曾发问："'无大热'是什么意思？"笔者一时不知所问何意，一句"不是没有高热吗？"脱口而出。何师笑言："大热，不是温度高，而是阳明之热！这里言'无大热'指无阳明之热。"何师一语道破天机，犹如醍醐灌顶。今观曹先生之言，方知何师深意。彼时场景还历历在目，教诲谨记在心。

这里面有几个需要注意的地方。首先，麻杏石甘汤适用于太阳表证，内有化热的阶段，不适用于兼少阳、阳明病者。所以患者会有恶寒发热、烦躁口鼻热等表现。但此时尚未传变，患者不会有口苦等少阳证的表现，亦不会有身大热、口大渴、汗大出、脉洪大等阳明病的表现，如果有类似症状就不能用麻杏石甘汤了。其次，麻杏石甘汤以太阳伤寒证为靶，患者无汗或者少汗，对于大汗、漏汗者则不适用。最后需要注意的是，外感疾病传变迅速，一旦确诊立刻用药，不得有须臾怠慢，本案患者，笔者嘱其当晚用药，若非如此，等疾病传变才吃上恐怕就难见效果了。

本案患者素体瘦弱，未敢予以重剂，本恐效果因此打折，结果1剂汤药首战告捷。笔者自忖，对于形体瘦弱者使用猛药重剂或可酌情减量，避免祛邪太过，正气受损，得不偿失。中药治疗外感热病，只要药证相对，其效若神。无论是应对普通外感还是流感，其表现都相当出众。这也证明了中医在治疗外感病方面既不是慢郎中，效果比起西医也丝毫不逊色。

（杨韬）

复脉第一方——治疗心悸5年案

关键词：炙甘草汤证；心悸；麻子仁；酒煎

刘某，女，23岁。**初诊日期：**2019年9月14日。

主诉：心悸5年余。

现病史：患者诉5年前高三学习压力大，经常熬夜（12点以后睡觉），偶有胸闷心悸，未予重视，4年前大一入学体检发现心律不齐，心电图未见明显异常，未予重视。同年冬天胸闷心悸作，就诊于安贞医院，动态心电图示：窦性心律，频发室性期前收缩，约5万个/24小时，医生建议行射频消融术，考虑经济问题患者拒绝，后经家乡中医开方治疗，未见明显好转（具体不详）。此后每年冬天胸闷心悸频作，春天自行缓解，多次辗转于校医室、北京中医药大学第三附属医院以及广安门医院，先后服用稳心颗粒、人参归脾丸、逍遥丸以及倍他乐克治疗，症状改善不明显，为求中医治疗，就诊于我处。

刻下症：胸闷心悸，偶伴心前区疼痛，劳累、熬夜后发作，秋冬加重，春夏减轻，畏寒，乏力，容易劳累，心烦失眠，急躁易怒，口干无口苦，步行多则自觉下肢肿胀，大便干稀不调，小便正常，纳可。

查体：形体中等，面色少华，舌体胖大有齿痕，色淡，苔白厚稍腻，脉结代。

方证辨证：

《伤寒论·辨太阳病脉证并治下》言："伤寒，脉结代，心动悸，炙甘草汤主之。"笔者临床体会到炙甘草汤的方证是：**心悸亢进，精神萎靡，体质虚弱（多偏瘦），口干，皮肤枯燥，大便干燥。**本案患者胸闷心悸，偶伴心前区疼痛，劳累、熬夜后发作，冬天加重，春夏减轻，畏寒，乏力，容易劳累，心烦失眠，急躁易怒，口干无口苦，步行多则自觉下肢肿胀，面色少华，舌体胖大有齿痕，色淡，苔白厚稍腻，脉结代，符合炙甘草汤的方证，故辨证为炙甘草汤证。

诊断：心悸，炙甘草汤证。

治疗：方用炙甘草汤。

炙甘草20g，党参10g，桂枝15g，干姜3g，生地黄50g，大枣15g，麦冬9g，麻子仁3g，阿胶珠12g，生姜6g。

7剂，水煎服，加20mL白酒，同药一起煎煮，日1剂，早、晚饭后半小时温服。

二诊（2019年9月22日）：患者述服药后较前明显好转，心悸胸闷仍于劳累、情绪波动时发作，但较前程度减轻，频率减少，夜眠已安，乏力、畏寒较前减轻。嘱前方继服14剂后，胸闷心悸较前明显改善，心烦失眠，急躁易怒基本已愈，症状较往年同期改善很多，自觉"心中平静"，乏力劳累亦有好转，活动后下肢肿胀好转。守前方，嘱其每服1周停药1周。

继服1个月，患者自觉症状消失，2019年10月29日动态心电图示：窦性心律，频发室早，2万个/24小时。

按语：《伤寒论·辨太阳病脉证并治下》言："伤寒，脉结代，心动悸，炙甘草汤主之。甘草四两（炙），生姜三两（切），人参二两，生地黄一斤，桂枝三两（去皮），阿胶二两，麦门冬半升（去心），麻仁半升，大枣三十枚（擘）。上九味，以清酒七升，水八升，先煮八味，去三升，去滓，内胶，烊消尽，温服一升，日三服。一名复脉汤。"清代吴谦在《医宗金鉴·卷二·辨太阳病脉证并治中篇·炙甘草汤》中讲本方所主为："平日血气衰微，不任寒邪，故脉不能续行也。"他认为炙甘草汤证是因为平素气血不足，复感寒邪导致的经脉不利。清代曹颖甫在《伤寒发微·太阳篇》中说："此久病血虚者，心阳不振之病也。"他认为本方主要病机是血虚而心阳不振。本方以炙甘草汤为名，重用甘草、生地黄。甘草，《神农本草经·卷一·草（上品）》说："主五脏六腑寒热邪气，坚筋骨，长肌肉，倍力，金创尰，解毒。久服轻身延年。"地黄，

《神农本草经·卷一·草（上品）》说："主折跌绝筋，伤中，逐血痹，填骨髓，长肌肉。"一个补气，一个补阴，由是观之，本方重在补气阴之虚。另有桂枝、清酒等通阳之品，可见本方在补气阴之上，有通达心阳之效。近代医家黄竹斋老先生在《伤寒杂病论会通·卷八·辨太阳病脉证并治下》中引《济阳纲目》中医案："治许伯威中气本弱，病伤寒八九日，医见其热甚，以凉药下之。又食梨三枚，冷伤脾胃，四肢冷时发昏愦，其脉动而中止，有时自还，乃结脉也。心亦悸动，呃逆不绝，色变青黄，精神减少，目不欲开，蜷卧，恶人语，以此药治之。"**笔者临床体会到炙甘草汤的方证是：心悸亢进，精神萎靡，体质虚弱（多偏瘦），口干，皮肤枯燥，大便干燥。**本案患者胸闷心悸，偶伴心前区疼痛，劳累、熬夜后发作，冬天加重，春夏减轻，畏寒，乏力，容易劳累，心烦失眠，急躁易怒，口干无口苦，步行多则自觉下肢肿胀，面色少华，舌体胖大有齿痕，色淡，苔白厚稍腻，脉结代，属于阴阳两伤证，故以炙甘草汤益气养阴，养心通脉。

原方中应用麻子仁，以润肠通便，是以气阴两伤、肠道干涩者应用。如清代吴谦在《医宗金鉴·卷二·辨太阳病脉证并治中篇·炙甘草汤》中引用张璐之言："津液枯槁之人，宜预防二便秘涩之虞，麦冬、生地溥滋膀胱之化源；麻仁、阿胶专主大肠之枯约。"临床使用时，大便正常，甚至偏溏者，肠胃津液尚足，可以减少麻仁用量，否则可能造成泄泻，而引起津液进一步缺失，甚至直伤脾阳。本案患者大便正常，胃肠津液尚可，所以麻仁减量，以防止腹泻而造成其他问题。

另外，加酒是本方的另一诀窍。无酒无法通阳，诸药不达心阳，气阴即足亦难以获效。

最后，对于本方应用范围以及治疗程度要有客观认识。西医中频发房早，本方基本可以控制，但是对于频发室早，特别是24小时在3万次以上的室早，减少室早数量、控制症状，本方没有问题，但是彻底解决有待进一步验证。

（杨韬）

辨证论治治愈失眠 10 年，头晕 1 年案

关键词：柴胡加龙骨牡蛎汤证；失眠、噩梦；头晕；

柴胡加龙骨牡蛎汤和甘麦大枣汤

张某，女，41 岁。**初诊日期：**2020 年 1 月 13 日。

主诉：失眠 10 年余，加重伴头晕 1 年。

现病史：患者述 10 年前无明显诱因出现失眠，多梦，噩梦为主，未予重视，1 年前出现头晕，伴情绪低落、焦虑，实测血压、血糖均无恙（具体不详），当地西医院诊断为"焦虑抑郁状态"，予倍他司汀片口服治疗（具体不详），未见明显好转，为求中医治疗，遂就诊于我处。

刻下症：失眠，多梦，以噩梦为主，无易受惊吓，无胸胁不适，头晕，神疲乏力，精神紧张焦虑，喜叹气，无喜悲伤欲哭，急躁易怒，五心烦热，口干无口苦，饮水不多，便秘，纳可，小便可，无汗，无怕冷。

查体：面色萎黄，体型中等，精神疲惫，舌红，苔薄白，脉不详。

方证辨证：

《伤寒论·辨太阳病脉证并治中》言："伤寒八九日，下之，胸满烦惊，小便不利，谵语，一身尽重，不可转侧者，柴胡加龙骨牡蛎汤主之。"**笔者临床体会到柴胡加龙骨牡蛎汤的方证是：口苦心烦，易惊悸或精神紧张，急躁易怒，失眠，多梦，噩梦为主，或有胸胁胀痛，腹胀满，大便干。**本案患者失眠，多梦，以噩梦为主，精神紧张焦虑，喜叹气，急躁易怒，便秘，符合柴胡加龙骨牡蛎汤的方证，故辨证为柴胡加龙骨牡蛎汤证。

诊断：失眠，柴胡加龙骨牡蛎汤证。

治疗：方用柴胡加龙骨牡蛎汤。

柴胡 12g，黄芩 9g，清半夏 9g，党参 12g，生龙骨 15g，桂枝 9g，茯苓 9g，大黄 3g（后下），煅牡蛎 15g。

7 剂，水煎服，先煮龙骨、牡蛎，出药前 5 分钟下大黄，日 1 剂，早、晚饭后半小时温服。

二诊（2020 年 1 月 20 日）：患者服药后诸症缓解，夜寐得安，噩梦即消，头晕未作，焦虑状态好转，精神状态亦较前有较大改观，进服 7 剂，诸症消失。

按语：《伤寒论·辨太阳病脉证并治中》言："伤寒八九日，下之，胸满烦惊，小便不利，谵语，一身尽重，不可转侧者，柴胡加龙骨牡蛎汤主之。柴胡四两，龙骨、黄芩、生姜（切），铅丹、人参、桂枝（去皮）、茯苓各一两半，半夏二合半（洗），大黄二两，牡蛎一两半（熬），大枣六枚（擘）。上十二味，以水八升，煮取四升，内大黄，切如棋子，更煮一两沸，去滓，温服一升。"日本的尾台榕堂在《聚类方广义·柴胡加龙骨牡蛎汤》中说此方"治小柴胡汤证而胸腹有动，烦躁惊狂，大便难，小便不利者"。他认为此方为小柴胡汤有兼证者。清代陈修园在《伤寒论浅注·卷二·辨太阳病脉证篇计八十一节》中言："太阳之气因庸医误下，以致三阳同病，特立三阳并治之方，滋阳明之燥，助少阳之枢，而太阳不失其主开之职，其病仍从少阳之枢而外出矣。"他认为本方为太阳病误下之方。而本条"伤寒八九日"，暗示已经有了传变，或到少阳，或到阳明，不再是单纯的太阳证了。此条文在小柴胡汤之后，笔者认为少阳证的可能性大。《伤寒论·辨少阳证脉证并治第九》第 264条："少阳中风两耳无所闻，目赤，胸中满而烦者，不可吐下，吐下则悸而惊。"可以推测本方为少阳误下坏证的治法。柴胡加龙骨牡蛎汤系小柴胡汤去甘草，加铅丹、桂枝、茯苓、大黄以及龙骨、牡蛎，是以小柴胡汤为底方。柴胡加龙骨牡蛎汤之主证——失眠、噩梦为少阳证的基础上有了阳气的外浮，笔者认为此为小柴胡汤证误下后，邪气内陷，又伤了阳气，是少阳证，又兼阳浮邪陷之证。故方中加了龙骨、牡蛎以敛外浮之阳气，使晚上阳得以入阴，夜寐得宁。而铅丹、桂枝、茯苓、大黄则是解决诸如水饮、内热等内陷之邪气的，诸药配合，和解少阳，敛阳清热。**笔者临床体会到柴胡加龙骨牡蛎汤的方证是：口苦心烦，易惊悸或精神紧张，急躁易怒，失眠，多梦，噩梦为主，或有胸胁胀痛，腹胀满，大便干。**本案患者失眠，多梦，以噩梦为主，精神紧张焦虑，喜叹气，急躁易怒，便秘，符合柴胡加龙骨牡蛎汤的方证，故以柴胡加龙骨牡蛎汤和解少阳，敛阳清热。

妇女情志问题较多，临床应用柴胡汤类方、甘麦大枣汤应用都比较多，而且两者都会有容易紧张等情绪，但柴胡汤类方证多有口苦，但悲伤欲哭不多见，甘麦大枣汤方则以悲痛欲哭，甚则随时随地号啕大哭为主。本案患者虽然没有口苦，但这个症状主观性较强，可因患者不敏感而被忽略，而且患者已有口干，在一定程度上可发展为口苦。并且患者无悲痛欲哭、容易委屈的症状，基本可以排除甘麦大枣汤方。但此两方区别，可因患者主观感受而不易判断，临床上务必详加审核。

（杨韬）

郭建波，男，临床医师，中医内科学专业，毕业于北京中医药大学。自2017年跟随何庆勇导师学习，长期于临床一线，方证辨证，笃尊唐汉古方，常用名方治疗疑难杂症。临床擅长治疗冠心病、高血压、头痛、失眠、感冒、咳嗽、哮喘，慢性胃炎、胃溃疡、腰痛、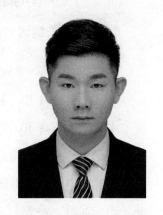月经不调、不孕不育、阳痿早泄、类风湿关节炎、胆囊炎、躯体障碍、抑郁症等内科病。

　　先后参加包括科技新星项目"瓜蒌丹参颗粒对冠心病microRNA-155及其靶基因调控网络的研究"、中央本级重大增减支项目"瓜蒌丹参颗粒的药效学研究"等课题3项；发表SCI论文及国家级核心期刊10余篇，参与编纂《名方名医临证集》等著作；曾获得"张其成国医传承"奖学金、北京中医药大学校级一等奖学金、中国中医科学院广安门医院论文大赛二等奖。

重剂菊花治愈血压高 40 年案

关键词：侯氏黑散；应用经验；3 剂痊愈

于某，男，71 岁。**初诊日期：**2018 年 12 月 22 日。

主诉：血压高 40 年，加重伴头晕头胀 1 年。

现病史：患者高血压病近 40 年，时常头晕头昏，自行服用阿司匹林、厄贝沙坦（具体用量不详），控制效果不佳。1 年前加重出现面部烘热，面赤如醉，每天 11～15 点明显，晴天重雨天轻，心烦眠差，走路如驾云般，多方治疗效果不显，其间在当地诊所开处镇肝熄风汤服用后也未见好转，面赤如醉依旧，甚是苦恼。通过网络寻求我处远程诊治。

刻下症：头晕头胀，每天 11～15 点发作，头重脚轻如驾云一般，伴耳鸣耳聋，面赤如醉，心烦易怒，喜温食，全身偏怕热，汗可，大便 1 日 1 次，便溏，无夜尿。

查体：血压 160/100mmHg，舌红少苔，脉数（在场医师代为诊脉获知）。

方证辨证：

《金匮要略·中风历节病脉证并治第五》说："侯氏黑散治大风，四肢烦重，心中恶寒不足者。"**笔者临床体会到侯氏黑散的方证是：面红或目赤，头晕或发蒙或伴高血压，四肢或有烦重，舌淡红，脉数。**此案患者头晕头胀，面赤如醉，心烦易怒，舌红少苔，脉数，符合侯氏黑散的方证，故方证辨证为侯氏黑散证。

诊断：中风，侯氏黑散证。

治疗：方用侯氏黑散。

菊花 40g，白术 15g，细辛 3g，茯苓 10g，煅牡蛎 30g，桔梗 5g，防风 10g，党参 10g，黄芩 10g，当归 10g，干姜 6g，川芎 6g，桂枝 10g。

3 剂，颗粒剂冲服，早、晚分 2 次温服。

二诊：患者及家属诉服药 1 剂即明显好转，3 剂后头晕、头胀、面赤等症状全部消失，十分喜悦并感谢，要求抄方自存。

继服 3 剂，巩固疗效，随访未再复发。

按语：《金匮要略·中风历节病脉证并治第五》说："侯氏黑散治大风，四肢烦重，心中恶寒不足者。菊花四十分，白术十分，细辛三分，茯苓三分，牡蛎三分，桔梗八分，防风十分，人参三分，矾石三分，黄芩三分，当归三分，干姜三分，川芎三分，桂枝三分。上十四味，杵为散，酒服方寸匕，日一服，初服二十日，温酒调服，禁一切鱼肉大蒜，常宜冷食，六十日止，即药积在腹中不下也。热食即下矣，冷食自能助药力。"原文阐述中指出"治大风，四肢烦重，心中恶寒不足者"，此类患者气虚失运，风邪直中脏腑，痰湿阻滞而热上扰，故常见面赤；风邪引起经脉痹阻，与痰湿夹杂，故多见四肢烦重；风邪直中，正气不足，甚有凌心之势，故见心中恶寒不足。

侯氏黑散方中，重剂菊花意在运用其祛风清热之力，《神农本草经·上品》中对菊花阐述如下："主风，头眩肿痛，目欲脱，泪出，皮肤死肌，恶风湿痹。久服，利血气，轻身，耐老延年。"故菊花主要疏散风邪，对风邪引起的面赤之状疗效显著。清代叶天士的《本草经解·卷二》云："诸风皆属于肝，肝脉连目系上出额，与督脉会于巅，肝风炽则火炎上攻头脑而眩，火盛则肿而痛，其主之者。"此中阐述到风邪侵袭皆与肝关系密切，而在症状上表现均为头眩或目赤，本案患者头晕头胀，面赤如醉，心烦易怒，故肝脏是病位之一，但笔者认为此不是主要病位；侯氏黑散的方证主要病位在于心与脾，两脏功能失常引起气虚夹痰证，因久病而成气虚，痰湿则上扰清窍、痹阻四肢。故该患者前期服用的镇肝熄风汤辨证病位主要在肝脏，辨证为肝风内动，与此患者的症状表现大相径庭，则导致效用不佳。**笔者在辨其证属风入心脾，痰湿阻滞，运用侯氏黑散，遵循何师的原方比例原则，则效如桴鼓。**

　　笔者注意到仲景对侯氏黑散的原文阐述，同样重视了对临床患者的诊治调护。"初服二十日，温酒调服，禁一切鱼肉大蒜"指出患者服用此方时忌鱼、肉、大蒜、辛、腥、膻、油腻之品，因脾脏作为功能失运的主要脏腑之一，过食滋腻则更易伤脾，扰方祛邪之力。"常宜冷食，六十日止，即药积在腹中不下也。热食即下矣，冷食自能助药力"此句中特别指出临床患者宜冷食不宜热食，因热性发散，能推药力驱下不利于药效在脾胃发挥作用。而笔者认为此中冷食也应辨析，其相对于热食而言，但不宜过冷或寒凉，否则更易伤脾脏的运化功能，故在临床中嘱咐患者温食即可。

（郭建波）

防己地黄汤治愈自言能见鬼神，不欲饮食 1 周案

关键词：方证辨证；重剂生地黄；1 剂显效

李某，男，72 岁。**初诊日期：** 2019 年 2 月 26 日。

主诉： 自言能见鬼神，不欲饮食 1 周。

现病史： 患者 1 周前出现精神模糊，自言自语，时常说能见鬼神。食欲不佳，卧床休息不见好转，3 天前症状加重，不进食。患者家属甚为此苦恼，通过网络寻求我处诊治。

刻下症： 自言自语，时有对答不切题，食欲差，不进食，难以入睡，无发热，偏怕热，汗可，尿频，大便 2～3 日 1 次，质偏干。

查体： 体瘦，神志欠清，舌红绛苔薄，脉浮细数（在场医师代为诊脉获知）。

方证辨证：

《金匮要略·中风历节病脉证并治第五》说："治病如狂状，妄行，独语不休，无寒热，其脉浮。防己地黄汤主之。"**笔者临床体会到防己地黄汤的方证是：独语不休，言语无序，行为无状，或言见鬼。**此案患者自言自语，时常说能见鬼神，对答不切题，无发热，偏怕热，脉浮细数，符合防己地黄汤的方证，故方证辨证为防己地黄汤证。

诊断： 癫证，防己地黄汤证。

治疗： 方用防己地黄汤。

防己 6g，桂枝 18g，生甘草 10g，防风 18g，生地黄 200g。

7 剂，颗粒剂冲服，分 2 次早、晚饭后温服。

二诊： 患者家属诉患者刚服用完 1 剂显效，食欲见好，已经能够进食。服完 7 剂后，食欲已经明显改善，精神状态明显好转，与人能够正常交谈，不再说自己能看见鬼神。

继服 7 剂以巩固疗效，随访未再复发。

按语:《金匮要略·中风历节病脉证并治第五》说:"防己地黄汤治病如狂状，妄行，独语不休，无寒热，其脉浮。防己一分，桂枝三分，防风三分，甘草二分。上四味，以酒一杯，渍之一宿，绞取汁。生地黄二斤，咬咀，蒸之如斗米饭久，以铜器盛其汁，更绞地黄汁，和分再服。"根据原文，笔者认为"无寒热"在临床所遇病症应有所鉴别。仲景此处"无寒热"之意在排除外感的病因，因外感病的正邪交争临床易出现恶寒发热等症状；对原文"无寒热"的理解应为无外感的发热，并不是不怕冷热情况，故本案患者血虚风扰，临床不会引起发热，但会出现自感烦热等情况。《神农本草经·上品》说:"干地黄……填骨髓，长肌肉。"清代黄元御在《长沙药解·卷二》中对生地黄的论述为:"凉血滋肝，清风润木，疗厥阴之消渴，调经脉之结代。滋风木而断疏泄，血脱甚良。"此两条均指出生地黄滋肝治血之力，"骨髓"富有造血之功，"骨髓"得填则阴血得生。而方中又以桂枝、防风、防己行散通利，祛除肝风以养血，佐以甘草益气阴，全方共奏养血祛风调神之功。

本案患者在寻求网络诊治时，通过家属描述其自言自语，时常说能见鬼神为主要症状表现。观其舌象红绛，但寒热不明显，表明并无外感，可判断此为心肝阴血亏虚，不能潜阳，内风热上扰心神而出现独语不休的情况。同时，患者的浮细数脉象更能佐证，虽脉浮但无寒热，排除外感的病因，此为阴虚而阳气外浮；而血虚心神不宁则脉细数，故脉浮细数提供了进一步的方证辨证依据。**笔者临床跟随何师学习的过程中，观察到此方遵循原文加白酒同煎煮的效果更显著，这也是笔者后来临床诊治注意及改进的方面。**

（郭建波）

医或可治亲——续命汤治愈中风后遗症案

关键词：1 剂起效；父亲；《古今录验》续命汤证

郭某，55 岁。**初诊日期：** 2020 年 10 月 11 日。

主诉： 言语不清伴右侧肢体无力 3 天。

现病史： 患者 3 天前夜间卧床休息时，突感言语不清，发音费力，右侧上、下肢体难以活动，乏力明显。家属及时发现送至当地三甲医院，急做头颅 CT 检查后诊断"急性脑梗死"，给予溶栓治疗。病程中，患者意识清晰，无其他明显不适，但言语不清未见改善，右侧肢体仍无力，甚至有加重趋势。患者为笔者父亲，笔者见状，考虑再三，决定予以中药口服治疗。

刻下症： 言语不清，吞咽困难，右侧肢体无力，上肢仅能在床上平移，下肢能抬离床面但不能对抗阻力，无明显怕冷怕热，汗可，纳可，眠一般，二便可。

查体： 神志清，精神一般，右侧上肢肌力Ⅱ级，右侧下肢肌力Ⅲ级，舌暗红，苔薄黄，脉数。

方证辨证：

《金匮要略·中风历节病脉证并治第五》附方中载《古今录验》续命汤："治中风痱，身体不能自收，口不能言，冒昧不知痛处，或拘急不得转侧。"**笔者临床体会到家人目前的症状与之极为吻合，更有何师所授方证作为指导：中风，肢体偏瘫，活动受限，言语謇涩或不能言，吞咽困难或呼吸困难，肢体麻木拘急，乏力。**本案中笔者的父亲所患，即为急性脑梗死，症状见言语不清，肢体偏瘫，符合《古今录验》续命汤的方证，故方证辨证为《古今录验》续命汤证。

诊断： 中风后遗症，《古今录验》续命汤证。

上篇

治疗：方用《古今录验》续命汤。

生麻黄 10g，杏仁 6g，生甘草 18g，川芎 6g，桂枝 18g，当归 18g，党参 18g，生石膏 18g，干姜 18g。

7 剂，日 1 剂，颗粒剂，沸水冲服，分 2 次早、晚饭后半小时温服。

二诊：笔者在 12 日中午给父亲服完半剂中药后，其述下午全身出汗，感觉头脑清醒，右侧半身如蚁行感。随后晚上继服半剂，第 2 日清晨，见父亲右上肢已能抬起，右下肢明显可抗阻力，肌力均可见增加 1 级，1 剂起效。

服用 3 剂后，父亲已能在笔者的搀扶下行走，全身感觉轻松，尤其右侧上、下感觉明显有力。7 剂服用完后，父亲已经能够自行下床行走，仅有时出现活动不灵活的情况。效不改方，遂开 5 剂，继续服用，同时帮助其功能锻炼。

三诊：继续服用完 5 剂后，已能正常自行活动，甚至能够跑步，与常人活动无异，甚为欣喜。

按语：《金匮要略·中风历节病脉证并治第五》附方中载《古今录验》续命汤："治中风痱，身体不能自收，口不能言，冒昧不知痛处，或拘急不得转侧。姚云：与大续命汤同，兼治妇人产后去血者，及老人、小儿。麻黄、桂枝、当归、人参、石膏、干姜、甘草各三两，芎䓖一两，杏仁四十枚。上九味，以水一斗，煮取四升，温服一升，当小汗。薄覆脊，凭几坐，汗出则愈，不汗更服。无所禁，勿当风。并治但伏不得卧，咳逆上气，面目浮肿。"历来医家有不成文的规定——"医不治亲"，因亲属关系容易影响诊治的疗效。临床中，医者治疗亲属时诊断不客观或用药不恰当的案例，笔者屡有耳闻。在仿佛束手束脚的情况下，医者处方药量往往不足而影响疗效。**何师多年深谙仲景之法，按原方剂量或比例的原则，临床诊治常可获得良效，也恰能应对医者"医不治亲"的问题。**在诊治自己父亲的时候，笔者也一再考虑，而何师遵循原方剂量或比例的方法，使笔者处方的困难迎刃而解。最终仅调整了麻黄的初始用量，其他用药均严格遵循原方比例，果见奇效！故遵循仲景之法，以何师经验为指导，笔者也敢于言此——"医或可治亲"。

　　清代王子接在《绛雪园古方选注·中卷》中对续命汤表述为："气宜固，血宜活，风寒宜散，脉络且凉，自当内外施治，以辟邪风，非处方之冗杂也。"可知续命汤重在内外兼治，针对中风患者的言语不清与肢体不利，既可调气血、利舌络，又可通利肢体脉络，更外发汗以祛邪。《神农本草经·中品》载："麻黄，主中风伤寒头痛温疟，发表，出汗，去邪热气，止咳逆上气，除寒热，破癥坚积聚。"此中明确指出中风为麻黄主要证治之一，麻黄在《古今录验》续命汤中主要解表祛邪，散邪则可利脉络。本案中笔者的父亲也在服用 1 剂后出汗明显，感觉右侧偏瘫肢体有显著改善，肌力均有所增加，确有立竿见影之效。

（郭建波）

赵欣，女，北京中医药大学针灸推拿学院 2016 级本科生。本科阶段有幸跟随何师门诊学习，见何师临证，效如桴鼓，风采卓群，从此对经方产生浓厚兴趣，励志拜入何师门下，学经典，悟临床。2021 年升入研究生阶段，导师为何庆勇主任医师。

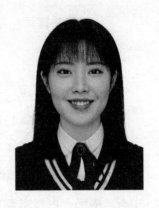

经方治愈喉中水鸡声咳嗽 1 月案

关键词：咳嗽；麻黄先煎去上沫；方证对应

马某，女，50 岁。**初诊日期：** 2019 年 11 月 25 日。

主诉： 间断咳嗽 1 个月，加重伴喘息 2 周。

现病史： 患者于 1 个月前因受寒出现咳嗽，自行服用感冒药未缓解。近 2 周以来自觉咳嗽症状加重，伴有喘息，咳吐白色泡沫样痰，喉中有"喝喝"声，患者自述"类似小鸡叫"，每天晚上 6 点、12 点发作共两次，每次间断咳半个小时，严重时觉得胸闷憋气，影响日常生活与睡眠，自行前往当地（青海省西宁市）某诊所输液 3 天，未见好转，反出现药物过敏，表现为全身皮肤发痒起红疹。当地医院拍胸片诊断为"支气管炎"。

刻下症： 咳嗽伴喘息，咳吐白色泡沫样痰，喉中有"喝喝"声，"类似小鸡叫"，每天晚上 6 点、12 点发作共两次，每次间断咳半个小时，严重时胸闷憋气，身上有汗，全身怕风怕冷，皮肤发痒起红疹，大便 1 天 1 次，偏稀，夜尿 0 次。

查体： 体型偏瘦，面色微黄，（语音通话问诊，舌脉不详）。

方证辨证：

《金匮要略·肺痿肺痈咳嗽上气病脉证治第七》说："咳而上气，喉中水鸡声，射干麻黄汤主之。"**笔者临床体会到射干麻黄汤的方证是：咳嗽、喘息，喉中水鸡声。** 本案患者间断咳嗽 1 月，伴有喘息，发作时喉中"喝喝"作响，似水鸡声，符合射干麻黄汤的方证，故辨证为射干麻黄汤证。

诊断： 咳嗽，射干麻黄汤证。

治疗： 方用射干麻黄汤。

射干 9g，生姜 12g，细辛 9g，生麻黄 12g（先煎），紫菀 9g，款冬花 9g，五味子 6g，法半夏 14g，大枣 3 枚。

5 剂，水煎服。先煮麻黄 15 ～ 20 分钟，捞去水面白沫，再放入其他药同煮，大火煮沸后转小火煮 20 ～ 30 分钟。全程打开锅盖，打开抽油烟机。早、中、晚饭后半小时温服，一天 3 次。

二诊（2019 年 11 月 30 日）： 电话询问得知，患者已服 4 剂。她自述服 1 剂后述症状缓解 80%，服 3 剂后缓解 90%。目前喉中已无鸡叫声，无喘息，现在每天 12 点左右咳嗽 3 ～ 4 分钟，咳嗽前觉胸闷，咽喉部发紧，咳出白色泡沫样痰后即觉舒畅，之前服药过敏发疹未痊愈，疹为白色突起，微痒，抓挠后发红，全身有汗，大便一天 1 次偏稀，夜尿 0 次。

调方： 越婢加术汤合橘枳姜汤合治三十年咳嗽方。

但患者还没来得及喝新方，咳嗽就彻底好了。因其没有继续服用其他西药及输液，过敏的皮疹也基本消退。患者特意致电说："真的太神奇了，从来没想到中药也可以这么快，3 剂药才 25 块钱，就治好了我这么严重的咳嗽。"

按语：《金匮要略·肺痿肺痈咳嗽上气病脉证治第七》说："咳而上气，喉中水鸡声，射干麻黄汤主之。射干十三枚（一法三两），麻黄四两，生姜四两，细辛、紫菀、款冬花各三两，五味子半升，大枣七枚，半夏（大者，洗）八枚（一法半升）。上九味，以水一斗二升，先煮麻黄两沸，去上沫，内诸药，煮取三升，分温三服。"**笔者认为射干麻黄汤的方证是：咳嗽、喘息，喉中水鸡声。** 临床证见咳嗽咳痰伴喘息，喉间喘鸣有声者，不论寒热，均可用射干麻黄汤。清代尤在泾的《金匮要略心典·卷上》云："咳而上气，肺有邪，则气不降而反逆也。肺中寒饮，上入喉间，为呼吸之气所激，则作声如水鸡。射干、紫菀、款冬降逆气，麻黄、细辛、生姜发邪气，半夏消饮气，而以大枣安中，五味敛肺，恐劫散之药，并伤及其正气也。"外邪犯肺，宣降失司，肺气上逆则作咳，"喉中水鸡声"为呼吸时痰液阻塞小气道，或气管、支气管痉挛，气流出入受阻所致。方中射干、紫菀、款冬花降逆止咳，麻黄、细辛、生姜宣肺解表，升降相应，恢复肺之宣降；半夏化痰利咽，大枣安中和胃，五味子酸敛肺气；九药配伍，止咳化痰，敛肺平喘，祛邪而不伤正。

使用本方，应注意特殊的煎服法。《金匮要略》原文载"先煮麻黄两沸，去上沫"，南朝陶弘景认为"沫令人烦"，麻黄先煎去上沫，不仅可以改善汤药的口感，还能减少麻黄致心慌的副作用，减毒增效。此外，全程打开锅盖、抽油烟机可使细辛中的有毒挥发油随之挥发，同样可以减毒增效，因此，细辛在汤剂中运用此法煎煮，"可过钱"。

何师临证，常强调方证对应，笔者谨记在心。此案患者咳嗽、喘息，发作时喉间有声，如水鸡叫，符合射干麻黄汤的方证，故用此方治之。若对方证对，则咳嗽1个月，5剂而愈，可见经典字字珠玑。

（赵欣）

经方叠用治愈虚劳失眠案

关键词：失眠；酸枣仁的剂量；
酸枣仁汤的服药时间；"失精家""梦交"

患者，女，51岁。初诊日期：2019年12月13日。

主诉：间断失眠2年，加重1周。

现病史：患者述两年前因重大工作变故出现间断失眠，主要表现为入睡时间较长（大于1小时）、多梦，醒后不解乏。1周前患者因劳累失眠加重，入睡困难，每天晚上11点半上床，辗转2小时方可入睡，睡后一直做梦至次日清晨，所做梦境多为着急赶车或梦见故去亲人（患者描述为噩梦），早晨起床困难，醒后困倦，白天全身乏力，头晕沉发紧，脱发。

刻下症：失眠，入睡困难，每天晚上11点半上床，辗转2小时方可入睡，睡后一直做噩梦至次日清晨，早晨起床困难，醒后困倦，白天全身乏力，头晕沉发紧，脱发，容易着急，心烦，全身微有汗，怕冷，大便1天1次，偏干，夜尿0次。

查体：体型偏瘦，面色暗淡，舌淡有齿痕，苔薄白，脉弦细。

方证辨证：

《金匮要略·血痹虚劳病脉证并治第六》说："虚劳虚烦不得眠，酸枣仁汤主之。"笔者临床体会到酸枣仁汤的方证是：**失眠，生气后诱发或加重，心烦，乏力，易疲劳，脉弦细或细数。**本案患者失眠，入睡困难，早晨起床困难，醒后困倦，白天全身乏力，容易着急，心烦，符合酸枣仁汤的方证，故辨证为酸枣仁汤证。

《金匮要略·血痹虚劳病脉证并治第六》说："夫失精家少腹弦急，阴头寒，目眩，发落，脉极虚芤迟，为清谷，亡血，失精。脉得诸芤动

上篇

161

微紧，男子失精，女子梦交，桂枝加龙骨牡蛎汤主之。"**笔者临床体会到桂枝加龙骨牡蛎汤的方证是：脱发，噩梦频频，少腹拘急，梦遗失精，头晕目眩，失眠，偏怕冷，容易疲劳，脉虚。**本案患者睡后一直做噩梦至次日清晨，头晕沉发紧，脱发，容易着急，心烦，全身微有汗，怕冷。符合桂枝加龙骨牡蛎汤的方证，故辨证为桂枝加龙骨牡蛎汤证。

诊断：失眠，酸枣仁汤证、桂枝加龙骨牡蛎汤证。

治疗：方用酸枣仁汤合桂枝加龙骨牡蛎汤。

生甘草9g，川芎6g，知母6g，酸枣仁50g（先煎），茯苓6g，桂枝9g，生白芍9g，生姜9g，生龙骨9g，生牡蛎9g，大枣6枚。

5剂，水煎服。酸枣仁先煎15～20分钟，再加其他药大火煮沸，小火煮20～30分钟，分成两碗，晚饭前后半小时服用，共服两次。服后尽量减少刺激活动，平静心情，待有困意即上床睡觉。

1周后随访，患者表示服药后当天即有困意，5剂后入睡时间缩短为半小时至1小时，多梦好转50%，已不再做噩梦，自觉睡眠质量提高，白天有精神。患者反馈"效果不错"。

按语：《金匮要略·血痹虚劳病脉证并治第六》说："虚劳虚烦不得眠，酸枣仁汤主之。酸枣仁二升，甘草一两，知母二两，茯苓二两，芎劳二两。上五味，以水八升，煮酸枣仁，得六升，内诸药，煮取三升，分温三服。"清代吴谦《医宗金鉴·订正金匮要略注》云："因虚劳而烦，是虚烦也。因虚烦而不得眠，是虚烦不得眠也。故主以酸枣仁汤，专治虚烦，烦去则得眠也。"虚劳，即因劳致虚，表现为乏力、易疲劳；劳累过度则阴阳俱伤，心血暗耗，心失所养、虚阳上扰，则心烦，临床可见情绪不稳、容易起急等；虚劳虚烦，阴阳不和，至夜间阳不入于阴，故不得眠。清代张志聪《金匮要略注·卷二》云："此劳伤其心血，以致虚烦不得眠也。酸枣仁味甘气平，圆小色赤，其形象心，补心脾之药也。茯苓保心灵潜伏，而不致于虚烦；知母滋水之源以济心火；甘草补土之气，以实母虚；芎劳主补血行血，而心主血也。"因此，服酸枣仁汤后，心血得养，虚烦得平，失眠遂愈。**何师临床体会到酸枣仁汤的方证是：失眠，生气后诱发或加重，心烦，乏力，易疲劳，脉弦细或细数。**本案中，患者入睡困难，白天乏力，情绪不佳，符合酸枣仁汤的方证，故用酸枣仁汤。据何师考证，"酸枣仁二升"的现代剂量大约为224g，临床用药时，酸枣仁用量必须大于55g，用量过小则功效锐减或无效。在使用本方时，应注意服药时间为：早上、中午不服药，晚饭前后半小时各服药1次，服后尽量减少刺激活动，平静心情，待有困意即上床睡觉。

《金匮要略·血痹虚劳病脉证并治第六》说："夫失精家少腹弦急，阴头寒，目眩，发落，脉极虚芤迟，为清谷，亡血，失精。脉得诸芤动微紧，男子失精，女子梦交，桂枝加龙骨牡蛎汤主之。桂枝、芍药、生姜各三两，甘草二两，大枣十二枚，龙骨、牡蛎各三两。上七味，以水七升，煮取三升，分温三服。"清代汪昂的《医方集解·卷二·发表之剂》云："桂枝、生姜之辛以润之；甘草、大枣之甘以补之；芍药之酸以收之；龙骨、牡蛎之涩以固之。"失精家，或伤于泄泻，或伤于失血，或久伤遗精，精气亏损，脉象虚弱，阴阳俱不足。本方为桂枝汤加上龙骨、牡蛎，调和营卫阴阳，并以龙牡二药收敛固涩，重镇安神。**何师临床体会到桂枝加龙骨牡蛎汤的方证是：脱发，噩梦频频，少腹拘急，梦遗失精，头晕目眩，失眠，偏怕冷，容易疲劳，脉虚。**何师提出："失精家"除"清谷、亡血、失精"者外，还可以理解为遭遇重大变故或精神打击者；"梦交"有时在临床上可表现为噩梦连连。本案中，患者诉"因重大工作变故出现失眠"，且眠中多噩梦，符合"失精家"的论述，故辨为桂枝加龙骨牡蛎汤证。此方中，龙骨、牡蛎都为生用，且剂量相同，与桂枝等量。

（赵欣）

辛开苦降治愈胃脘部不适案

关键词：半夏泻心汤；去滓再煎令药性和合；

少阳病欲解时；晨起口苦

患者，女，56 岁。**初诊日期：** 2020 年 1 月 17 日。

主诉： 胃脘部不适两周。

现病史： 患者近两周食后出现胃脘部不适，进食不易消化饮食后加重，患者描述胃脘部嘈杂不舒如喝碱水一般，食后易腹胀，偶有反酸烧心。平素胃脘部喜温喜按，得温缓解，喜热饮热食，饮食生冷则胃中不适，晨起口苦，口中常有异味，矢气多而味重，近期时有便秘。晚上睡觉略有汗，手脚心发热，舌头有些发麻发痛。

刻下症： 胃中嘈杂不适，进食不易消化饮食后加重，食后易腹胀，腹软按之不痛，偶有反酸烧心，胃脘部喜温喜按，喜热饮热食，晨起口苦，口中常有异味，矢气多而味重。大便 2～3 天 1 行，偏干，夜尿 0 次。

查体： 体型略胖，面色红润，舌暗红，苔黄腻有剥脱，舌下络脉瘀曲。

方证辨证：

《伤寒论·辨太阳病脉证并治下第七》说："伤寒五六日，呕而发热者，柴胡汤证具，而以他药下之，柴胡证仍在者，复与柴胡汤。此虽已下之，不为逆，必蒸蒸而振，却发热汗出而解。若心下满而硬痛者，此为结胸也，大陷胸汤主之。但满而不痛者，此为痞，柴胡不中与之，宜半夏泻心汤。"《金匮要略·呕吐哕下利病脉证治第十七》曰："呕而肠鸣，心下痞者，半夏泻心汤主之。"**笔者临床体会到半夏泻心汤的方证为：心下痞满（胃脘堵塞、痞闷），按之不痛，肠鸣腹泻，呕吐，舌红**

苔白，或舌淡苔黄。

《金匮要略·腹满寒疝宿食病第十二》说："按之心下满痛者，此为实也，当下之，宜大柴胡汤。"**笔者临床体会到大柴胡汤的方证是：面色偏红，往来寒热，胸胁苦满，心烦喜呕，脾气急，胃腹部按之胀满或疼痛，大便干结或胁热下利，苔黄，脉弦而有力。**本案中患者胃中嘈杂不适，进食不易消化饮食后加重，食后易腹胀，腹软按之不痛，偶有反酸烧心，胃脘部喜温喜按，喜热饮热食，晨起口苦，口中常有异味，矢气多而味重。大便 2～3 天 1 行，偏干，体型略胖，面色红润，舌暗红，苔黄腻有剥脱，舌下络脉瘀曲，符合半夏泻心汤的方证，故辨证为半夏泻心汤证；符合大柴胡汤方证，故辨证为大柴胡汤证。

诊断：胃痞，半夏泻心汤证、大柴胡汤证。

治疗：方用半夏泻心汤合大柴胡汤。

黄连 3g，黄芩 15g，干姜 9g，法半夏 22g，党参 9g，柴胡 16g，生甘草 9g，大枣 7 枚，枳实 8g，生姜 10g，炒白芍 6g，生大黄 4g。

5 剂，水煎服。所有药一起放入锅中，加水没过药面 10cm，一起大火煮沸后转小火煎 20 分钟，把药渣过滤后，再小火煎 20 分钟。1 剂药只煎 1 次，分 3 次，早、中、晚饭后半个小时喝。

二诊（2020 年 1 月 24 日）：服药 5 剂后，患者诉胃中不适缓解70%，胃中仍隐隐嘈杂、胀痛，食红薯、玉米、肉类等不易消化食物后加重，无反酸烧心，口苦、口中异味消失，矢气减少味轻，便秘改善。

治疗：柴胡改为 24g，炒白芍改为 9g，守方再服 5 剂。

又 1 周后随访，此时服药已 10 剂，胃中嘈杂好转 80%～90%，基本无腹胀，大便通畅。

按语：《伤寒论·辨太阳病脉证并治下第七》说："伤寒五六日，呕而发热者，柴胡汤证具，而以他药下之，柴胡证仍在者，复与柴胡汤。此虽已下之，不为逆，必蒸蒸而振，却发热汗出而解。若心下满而硬痛者，此为结胸也，大陷胸汤主之。但满而不痛者，此为痞，柴胡不中与之，宜半夏泻心汤。半夏半升（洗），黄芩、干姜、人参、甘草（炙）各三两，黄连一两，大枣十二枚（擘）。上七味，以水一斗，煮取六升，去滓，再煎取三升，温服一升，日三服。"清代尤在泾的《金匮要略心典·卷下》云："邪气乘虚，陷入心下，中气则痞；中气既痞，升降失常，于是阳独上逆而呕，阴独下走而肠鸣。是虽三焦俱病，而中气为上下之枢，故不必治其上下，而但治其中。黄连、黄芩苦以降阳；半夏、干姜辛以升阴，阴升阳降，痞降自解；人参、甘草则补中气，以为交阴阳、通上下之用也。"痞者，满而不实；心下，多指胃脘部。中焦寒热错杂，上下之枢不利，气机升降失司，则生痞满。半夏泻心汤方中，寒热并用，辛开苦降，兼以补中气护胃气，寒热得除，升降得疏，痞满自除。**何师临床体会到半夏泻心汤的方证是：心下痞满（胃脘堵塞、痞闷），按之不痛，肠鸣腹泻，呕吐，舌红苔白，或舌淡苔黄。**本案中，患者胃中嘈杂，腹胀，按之不通，符合半夏泻心汤方证。使用半夏泻心汤应注意"去滓再煎"，方中寒热药并用，去滓再煎，可令药性和合，正如陈修园所言："再煎则药性和合，能使经气相融，不复往来出入。"笔者临证体会到，如果省去去滓再煎的步骤，会影响药效。

《金匮要略·腹满寒疝宿食病第十二》说："按之心下满痛者，此为实也，当下之，宜大柴胡汤。柴胡半斤，黄芩三两，芍药三两，半夏半升，生姜五两，枳实四枚，大枣十二枚。上七味，以水一斗二升，煮取六升，去滓再煎，温服一升，日三服。一方加大黄二两。若不加，恐不为大柴胡汤。"《伤寒论·辨太阳病脉证并治第六》说："太阳病，过经十余日，反二三下之，后四五日，柴胡证仍在者，先与小柴胡；呕不止，心下急，郁郁微烦者，为未解也，与大柴胡汤下之则愈。"《伤寒论·辨太阳病脉证并治第七》说："伤寒十余日，热结在里，复往来寒热者，与大柴胡汤。""伤寒发热，汗出不解，心中痞硬，呕吐而下利者，大柴胡汤主之。"大柴胡汤属于柴胡类方，其方证应与少阳证同，故临床可见"口苦、咽干、目眩"。《伤寒论·辨少阳病脉证并治第九》云："少阳病，欲解时，从寅至辰。"寅至辰，对应早上3点至9点，此时少阳经气盛，正邪相争，则症状更为明显。因此何师强调，少阳病口苦，是晨起口苦，此为柴胡证的重要特征。**何师临床体会到大柴胡汤的方证是：面色偏红，往来寒热，胸胁苦满，心烦喜呕，脾气急，胃腹部按之胀满或疼痛，大便干结或胁热下利，苔黄，脉弦而有力。**本案患者晨起口苦，大便偏干，符合大柴胡汤方证，故用大柴胡汤。

（赵欣）

覃堃，入中医之门，四载所学，未得方药之法，多方求学，亦未悟诊病之道。机缘巧合，得观何师坐诊，其证、药、量，无一不与原书相符，感叹从未见处方如此耿直之人，遂拜入师门。而后知伤寒为入中医门之捷径，而方证又是入伤寒门之捷径，知方证而后知辨证，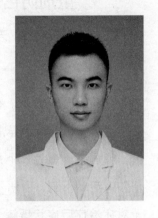知原方而后知加减，博览汉唐古书，皆为可用之方，治于亲友，少有不验，故录辑医案，以为经方之传承。

重剂防己地黄汤治愈精神行为异常案

关键词：怪病；重剂地黄

张某，男，65岁。**初诊日期：** 2020年3月22日。

主诉： 精神行为异常5个月，加重1周。

现病史： 患者5个月前无明显诱因出现精神行为异常，出现幻觉，伴肢体活动不利，言语不利，就诊于柳州工人医院，诊断为"脑梗死"，予对症治疗后症状缓解，出院后未遵医嘱服药。1周前患者再次出现精神异常，喋语不休，烦躁，彻夜不能眠，6天前症状加重伴言语不利，就诊于柳州工人医院，予对症治疗，症状缓解后出院。笔者称其伯父，两家关系较好，遂往慰问。

既往史： 吸烟、酗酒史50年；高血压、胃炎病史。

刻下证： 喋语不休，尽是往事，有似自言自语，信口编造住院见闻，左上肢、左下肢肌力减退，全身稍畏热，无头晕、头痛，纳可，时有胃痛，眠尚可，大便1日1次，成形。

查体： 形体偏瘦，舌瘦而干，舌质暗红，无苔。

方证辨证：

《金匮要略·中风历节病脉证并治第五》说："防己地黄汤治病如狂状，妄行，独语不休，无寒热，其脉浮。"**笔者临床体会到防己地黄汤的方证是：独语不休，言语无序，行为无状，或言见鬼。** 本案患者喋语不休，尽是往事，有似自言自语，信口编造，符合防己地黄汤的方证。

《金匮要略·妇人杂病脉证并治第二十二》说："妇人脏躁，喜悲伤欲哭，像如神灵所作，数欠身，甘麦大枣汤主之。"**笔者临床体会到甘麦大枣汤的方证是：妇人脏躁（更年期），喜悲伤欲哭，易紧张。** 本案患者躁动，喋喋不休，符合甘麦大枣汤的方证。故方证辨证为防己地黄汤证、甘麦大枣汤证。

诊断： 脏躁，防己地黄汤证、甘麦大枣汤证。

治疗： 防己地黄汤合甘麦大枣汤合枳术汤。

防己 5g，桂枝 15g，防风 15g，生甘草 20g，大枣 30g，枳壳 20g，炒白术 20g，浮小麦 120g，生地黄 100g。

5 剂，水煎服，日 1 剂，分 3 次，早、中、晚饭后半个小时温服。

二诊（2020 年 3 月 28 日）： 伯母诉患者已不似 5 日前喋喋不休，较为平静，患者诉服药 4 剂后即感觉自己恢复到 5 个月前的状态，自觉舌底生津，肢体活动正常。舌照见舌体瘦，较前润，舌质红，苔薄白。

治疗： 生地黄减为 60g，继服 7 剂。

按语：《金匮要略·中风历节病脉证并治第五》说："防己地黄汤治病如狂状，妄行，独语不休，无寒热，其脉浮。防己一分，桂枝三分，防风三分，甘草一分。上四味，以酒一杯，渍之一宿，绞取汁。生地黄二斤，㕮咀，蒸之如斗米饭久，以铜器盛其汁，更绞地黄汁，和分再服。"《金匮要略·妇人杂病脉证并治第二十二》说："妇人脏躁，喜悲伤欲哭，像如神灵所作，数欠身，甘麦大枣汤主之。甘麦大枣汤方：甘草三两，小麦一升，大枣十枚。上三味，以水六升，煮取三升，温分三服。亦补脾气。"

清代吴仪洛在《成方切用·卷六上·祛风门·防己地黄汤》中说："此亦风之进入于心者也，风升必气涌，气涌必滞涎，涎滞则流湿，湿留壅火。邪聚于心，故以二防桂甘去其邪。而以生地最多，清心火，凉血热。谓如狂妄行，独语不休，皆心火炽盛之证也。"吴氏认为，狂证是因风邪致气上涌，以致痰涎随气阻于心窍，痰涎留滞生湿，湿蕴久而化火，火热扰心神，故见癫狂。防风、防己、桂枝、甘草皆是祛风、除湿之药，同时以大剂量生地黄清热凉血，以此安定心神。

清代王泰林在《退思集类方歌注·防己汤类·防己地黄汤》中说："心主血而藏神，风入心包络中，则营气热而心神蒙昧，故古称痴病为心风癫疾。此方重用地黄凉血补阴，略用疏风之药，以酒引入血分，大有巧妙。"王氏认为，癫狂是因风邪入于心包络而化热，所以热入营血而心神浮越，心神浮于外，则躁动甚至癫狂，所以重用地黄滋阴凉血，稍用祛风药，原方药用酒渍，以酒入血是也。

伯父是退休中学教师，教学颇有水平，且交友甚众，应酬极多，嗜烟酗酒，又于易学、相学有一知半解，于去年10月起病时站起欲跌倒，诉看见门口为阴阳交界，富丽堂皇。出院后因症状缓解，又坚称自己无病，编造住院经历，诋毁CT、核磁检查，拒不服药，烟酒不断，以致疾病复发。烟酒均系燥而热之物，酒又为膏粱厚味，而患者于二者成瘾，燥热消灼真阴，酒浊又入于血脉，见形体消而瘦，阴血不足，不能上充于脑，浊邪阻络，瘀阻脑窍，而出现幻觉，肢体活动不利。今年3月中出现烦躁、彻夜不眠，尽数归咎于医院大夫，此已出现真阴亏虚，阳不内敛，虚阳浮越之狂证，出院后仍喋喋不休，胡编乱造，于我心脑血管专业建议极力反驳。

伯父住院前，父亲描述其狂证，我断言其舌必红而少苔，当日所见果不其然。患者整体可见"病如狂状，独语不休"之防己地黄汤证，其躁而不静，为脏腑躁动，如有鬼神，合甘麦大枣汤平其躁动，再加枳术汤调其中焦。仲景原方用生地黄二斤绞汁，为此方之君，我予处方生地黄100g，伯母拿到处方，随即去药店取药，我查看药物后，每剂生地黄也仅4、5大片，何其多哉？若不用此大剂量，阴液如何得复？

（覃堃）

茯苓饮治疗咽痛咳痰不欲饮食案

关键词：是药亲尝；方证鉴别

覃某，男，22 岁。**初诊日期：**2017 年 7 月 24 日。

主诉：咽痛伴咳痰 10 天，加重 4 天。

现病史：患者于 7 月 11 日外感，愈后余鼻塞流涕、咽痛、咳痰，痰多、色白质黏，感觉在喉中不易咳出。4 天前症状加重，感觉痰在喉以下，夜间被憋醒 2 次，咳吐数口白黏痰，方能继续睡觉。纳少，不欲食，尤不欲晚饭。今日晨起觉胸中满闷，主动咳吐大量白黏痰后稍觉舒畅。

刻下症：咽痛，咳嗽痰多，色白质黏稠，胸闷，不欲饮水，不欲饮食。大便溏，2 次 / 日，小便少。

查体：舌淡润，苔白，脉滑。

方证辨证：

《金匮要略·痰饮咳嗽病脉证并治第十二·附方》说："《外台》茯苓饮治心胸中有停痰宿水，自吐水出后，心胸间虚气，满不能食，消痰气，令能食。"**笔者临床体会到《外台》茯苓饮的方证是：不欲饮食，胃脘胀满，胸闷痰多，苔腻。**本案患者系笔者本人，咽痛，咳嗽痰多，色白质黏稠，胸闷，不欲饮水，不欲饮食，符合茯苓饮的方证，故方证辨证为茯苓饮证。

诊断：喉痹病，《外台》茯苓饮证。

治疗：方用《外台》茯苓饮。

茯苓 30g，党参 30g，炒白术 30g，枳壳 20g，陈皮 25g，生姜 40g。1 剂，水煎服，顿服。

24日晚顿服1剂。25日晨起觉咽痛、咳痰好转70%，心胸满闷感好转60%，食欲增加40%。26日晚再服1剂，总体好转80%。

按语：《金匮要略·痰饮咳嗽病脉证并治第十二·附方》说："《外台》茯苓饮治心胸中有停痰宿水，自吐水出后，心胸间虚气，满不能食，消痰气，令能食。茯苓、人参、白术各三两，枳实二两，橘皮二两半，生姜四两。上六味，水六升，煮取一升八合，分温三服，如人行八九里进之。"

清代罗美的《古今名医方论·卷二·小半夏汤三方》说："赵以德曰：……后方加人参、枳实、橘皮，此由上、中二焦气弱，水饮入胃，脾不能输归于肺，肺不能通调水道，以致停积为痰，为宿水，吐之则下气因而上逆，是为虚气满不能食。"赵氏认为，小半夏汤用半夏、生姜治支饮呕吐，小半夏加茯苓汤加茯苓以治眩晕、心悸，此二方治膈上之痰。而茯苓饮为小半夏汤加茯苓、人参、枳实、陈皮组成，此方之痰为脾肺虚弱，不能运化水液，而停为痰饮，吐之后虚气逆于心胸，满而食不能入。所以半夏、生姜辛温祛痰，茯苓利水，陈皮、枳实行气降逆，人参、白术补益中气。

清代王子接《绛雪园古方选注·中卷·内科·〈外台〉茯苓饮》说："若胸中有停痰，自吐宿水，不能食，此不独胃中有饮，而脾经亦有痰矣。小半夏汤不能治也。《外台》茯苓饮，取四君子有调元赞化之功，加枳实、陈皮下气消痰，专治脾经，功兼及胃。"王氏同样鉴别小半夏汤三方，认为小半夏汤证为胃经支脉之饮溢于胃，小半夏加茯苓汤证为膈间水饮弥漫于胃，而茯苓饮证脾胃二经皆有痰饮，所以用四君子汤补益脾气，加枳实、陈皮降气消痰，加生姜辛散水饮，以此脾胃兼治。

笔者外感愈后，脾肺气虚，不能运化水饮，停而为痰，上逆咽喉，以致胸中满闷，不欲饮食，吐大量痰后方爽，忆《金匮》茯苓饮条文，恰合笔者之症，故为自己处此方，2剂病愈大半。应当注意生姜在此方中用量最大，用四两，笔者在药店抓药时，药师对如此大量生姜感到奇怪，笔者说："两三片姜是做菜，大剂量生姜才是治病。"亲尝此方，口感不甚好，陈皮之辛涩、生姜之辛辣较重，然而良药苦口，有效才是关键。

（覃堃）

经方治疗少阴失眠案

关键词：不得卧；手足心热；鸡子黄

覃某，女，21岁。**初诊日期：**2018年3月30日。

主诉：入睡困难多年，脚心发烫1年。

现病史：多年前患者无明显诱因入睡困难，夜间10时上床，辗转反侧至凌晨2时睡着，上午6时～9时醒，夜间梦多，噩梦。脚心发烫1年，夏天需用冷水泡脚才能睡着，冬天需把脚伸出被子。饮食嗜辛辣。

刻下症：入睡困难，夜间梦多，脚心发烫。全身偏畏热，无口干口苦，无胸闷心烦，额头与背后汗多，纳可，月经正常，二便调。

查体：精神萎靡，舌尖红，有齿痕，苔白，脉细。

方证辨证：《伤寒论·辨少阴病脉证并治第十一》说："少阴病，得之二三日以上，心中烦，不得卧，黄连阿胶汤主之。"**笔者临床体会到黄连阿胶汤的方证是：精神萎靡，心中烦，失眠，手足心热，舌红少苔。**本案患者入睡困难，夜间梦多，脚心发烫，精神萎靡，舌尖红，脉细，符合黄连阿胶汤的方证，故方证辨证为黄连阿胶汤证。

诊断：不寐，黄连阿胶汤证。

治疗：方用黄连阿胶汤。

黄连20g，黄芩10g，白芍10g，阿胶珠15g。

7剂，日1剂，水煎服，每剂汤药放温后加2个鸡子黄搅匀，分2次晚饭前半个小时、晚饭后1个小时服用。

二诊（2018年4月7日）：患者诉已服药4剂，晚上11点上床，数分钟后即能睡着，早上8～9点醒，已不做梦。脚心发烫好转约50%。

治疗：原方继服。

三诊（2018年4月9日）：患者已服药7剂，诉脚心发烫感已痊愈。

按语：《伤寒论·辨少阴病脉证并治第十一》说："少阴病，得之二三日以上，心中烦，不得卧，黄连阿胶汤主之。黄连四两，黄芩二两，芍药二两，鸡子黄二枚，阿胶三两。上五味，以水六升，先煮三物，取二升，去滓，内胶烊尽，小冷，内鸡子黄，搅令相得，温服七合，日三服。"

清代王子接的《绛雪园古方选注·上卷·和剂·黄连阿胶汤》说："芩、连，泻心也；阿胶、鸡子黄养阴也；各举一味以名其汤者，当相须为用也。少阴病烦，是君火热化为阴烦，非阳烦也，芩、连之所不能治，当与阿胶、鸡子黄交合心肾，以除少阴之热。"王氏认为，黄连阿胶汤为二组药组成，黄芩、黄连出自泻心汤而清热，阿胶、鸡子黄养阴，取黄连、阿胶之名，表二组药相须为用。少阴病之烦躁是少阴君火化热，阴虚而热扰心神之烦，而非阳邪偏盛之烦，仅用黄芩、黄连清热不能治，所以合用阿胶、鸡子黄滋阴，再加芍药酸涩敛阴，从而交通心肾，清热除烦。

清代吕震名的《伤寒寻源·下集·黄连阿胶汤》说："此真阴为邪热煎熬，故以育阴清热为治。芩连泻热也，胶黄养阴也，再佐以芍药敛阴复液，则热清而烦自除。按此条之不得卧，乃热伤阴而心肾不交也。"吕氏同样认为，此烦热为阴虚之热，不得卧为心肾不交之证，肾阴虚，阴精不能上济于心，故心阳亢而烦，心火应当降于肾水，肾阴虚而不能敛心之火，故亢而不能眠。

患者是笔者堂妹，其性格叛逆，喜食辛辣、油炸类食物，夜间辗转反侧不能入眠，脚心发烫，全身偏畏热，舌尖红，综合考虑为热扰心神所致失眠。黄连阿胶汤原文为"不得卧"，相较酸枣仁之"不得眠"更严重。不得卧即躺不下，辗转反侧不能着席，不得眠为躺着不能入睡。本案患者辗转反侧4小时才能入睡，符合黄连阿胶汤的方证，故处此方，7剂而愈。

　　治疗手足心热另有二方，即小柴胡汤和《金匮要略·妇人产后病脉证并治第二十一·附方》的三物黄芩汤，原文："《千金》三物黄芩汤，治妇人在草蓐，自发露得风，四肢苦烦热，头痛者，与小柴胡汤。头不痛但烦者，此汤主之。"从该条文可见其中方剂的鉴别点，小柴胡汤可治手足热、头痛，三物黄芩汤可治手足热、心烦，而黄连阿胶汤的方证为手足热、失眠，再结合三方的主要方证，如小柴胡汤的少阳证，即可判断。

（覃堃）

浓煎重剂治愈健忘案

关键词：健忘；重剂酸枣仁与药液浓度

臧某，女，51岁。**初诊日期：** 2020年3月15日。

主诉： 记忆力减退两年。

现病史： 患者两年前无明显诱因出现记忆力减退，常忘带物品或忘事，影响工作、生活，患者甚苦于此，遂寻方治疗。

个人史： 从事会计工作。

刻下证： 记忆力减退，忘事、忘物频繁，1日内忘4～5次，纳可，眠稍差，梦多，头发全白，大便1次/日，成形。

查体： 体形中等，舌淡，苔薄白，脉弦。

方证辨证：

《备急千金要方·卷第十四·小肠腑·好忘第七》说："好忘。"**笔者临床体会到开心散的方证是：记忆力差，健忘。**《严氏济生方·惊悸怔忡健忘门》说："归脾汤。治思虑过度，劳伤心脾，健忘怔忡。"**笔者临床体会到归脾汤的方证是：有思虑过度病史，健忘，乏力，心悸，失眠，便血，崩漏，舌淡苔薄，脉细。** 本案患者记忆力下降，健忘，做会计工作，思虑过多，符合开心散方证、归脾汤方证，故方证辨证为开心散证、归脾汤证。

诊断： 健忘，开心散方证、归脾汤方证。

治疗： 方用开心散合归脾汤。

石菖蒲15g，远志15g，党参15g，茯苓28g，白术10g，生黄芪10g，龙眼肉10g，酸枣仁20g，木香5g，生甘草5g，柴胡20g，龟甲15g。

5剂，水煎服，日1剂，分3次，早、中、晚饭后半个小时温服。

二诊（2020年3月20日）：患者诉健忘改善不明显，仍有1日内忘事3～4次，睡眠改善，起夜后可迅速入眠，做梦减少，大便1次/日，成形。舌淡，苔薄白。

治疗：原方改茯苓为茯神30g，酸枣仁加量至60g，5剂，水煎服，日1剂，分3次，早、中、晚饭后半个小时温服。

三诊（2020年3月25日）：患者诉已无明显健忘，原有工作时心中烦躁，不想工作，现工作中内心平静，大便1次/日，成形。

按语：《备急千金要方·卷第十四·小肠腑·好忘第七》说："好忘。菖蒲一两，远志四分，人参四分，茯苓二两。上四味治下筛，饮服方寸匕，日三。"《严氏济生方·惊悸怔忡健忘门》说："归脾汤。治思虑过度，劳伤心脾，健忘怔忡。白术、茯神（去木）、黄芪（去芦）、龙眼肉、酸枣仁（炒，去壳）各一两，人参、木香（不见火）各半两，甘草（炙，二钱半）。上咬咀，每服四钱，水一盏半，生姜五片，枣子一枚，煎至七分，去滓，温服，不拘时候。"

明代龚廷贤在《寿世保元·卷五·健忘》中说："盖心之官则思，脾之官亦主思，此由思虑过矣。伤于心，则血耗散，神不守舍，伤于脾，则胃气衰惫，而虑愈深，二者皆令人事则卒然而忘也……治之，必须养其心血，理其脾土，凝神定智之剂以调理。"龚氏认为，心、脾二脏皆主思，思虑过度则耗散心血，以致神不守舍，耗损胃气，气机升降失常，思虑结气更甚，用药应当补心血、益脾胃、定心神为主。

患者为笔者继母，长期从事会计工作，思虑过多，满头白发，健忘频繁，回家进门后常连连懊恼忘带某物，嘱咐其做事亦时常忘记，考虑其劳伤心脾，故予开心散合归脾汤治疗。开心散中菖蒲辛香通窍，远志补肾益智，人参、茯苓健脾，归脾汤中人参、茯苓、黄芪、白术、甘草补益脾胃，龙眼肉、酸枣仁、当归养心血，木香调畅气机。取药后，笔者为其煎药，前5剂无甚效，恐补益力量小，酸枣仁大胆加至60g。煎药时发现，后5剂煎出汤药较浓，药质悬浊于水中，不似前5剂可透光。后 5 剂服毕，健忘痊愈，工作中烦躁亦除，故可知仲景酸枣仁汤用大剂酸枣仁益心肝之阴，补虚劳，安虚烦之意。

为医者不仅要知处方开药，还需知到手之药斤两多少，煎煮后汤液之形质。此方到手后每剂也仅双掌可包握，有人说酸枣仁太多，多乎哉？不多也。清代喻嘉言《医门法律·卷六·虚劳门·虚劳脉论》说："虚劳之疾，百脉空虚，非黏腻之物填之，不能实也。精血枯涸，非滋腻之物濡之，不能润也。"非此重剂则煎不出浓稠汤液，清汤寡水何以能补益心血？

（覃堃）

综合治疗眩晕案

关键词：随证治之；颈源性眩晕；水饮上犯

石某，男，47岁。**初诊日期**：2019年6月19日。

主诉：头晕1年。

现病史：患者1年前无明显诱因出现头晕，伴乏力、后背僵硬、心悸等症状，未予特殊治疗，患者甚苦于此，遂就诊于我处。

刻下证：头晕，无视物旋转，与体位变化无关，全身乏力沉重，后背、颈部僵硬，舌尖、嘴唇、指尖麻木，心悸，全身畏寒，不能吹空调，夏季下肢亦冰凉，时有胃脘刺痛，大便1次/日，偏稀。

查体：体形偏胖，舌体胖，有齿痕，舌质淡，苔水滑，黄腻。

方证辨证：

《伤寒论·辨太阳病脉证并治中第六》说："太阳病发汗，汗出不解，其人仍发热，心下悸，头眩，身𤠕动，振振欲擗地者，真武汤主之。"**笔者临床体会到真武汤的方证是：面色㿠白，精神萎靡，目眩，心悸，身𤠕动，振振欲擗地，多汗，舌淡或舌淡胖，苔白，脉沉。**本案患者头晕，全身乏力沉重，心悸，全身畏寒，舌体胖，有齿痕，舌质淡，苔水滑，符合真武汤的方证，故方证辨证为真武汤证。

诊断：眩晕，真武汤证。

治疗：方用真武汤。

葛根60g（先煎半小时），茯苓15g，赤芍15g，生姜15g，黑顺片10g（先煎半小时），炒白术15g。

5剂，水煎服，先煎黑顺片、葛根30分钟，再加入其他药物煎煮30分钟，分2次，早、晚饭后半个小时温服。

二诊（2019年7月4日）：患者诉服药5剂后头晕大减，但仍感觉头部发蒙，前额如有物贴，仍畏寒，颈背部僵硬，气短，喜长出气，心悸好转，下肢畏寒好转，服药期间大便成形。

方证辨证：

《伤寒论·辨太阳病脉证并治中第六》说："太阳病，项背强几几，无汗恶风，葛根汤主之。"**笔者临床体会到葛根汤的方证是：项背僵硬酸痛或发紧，无汗，恶风恶寒。**本案患者颈背部僵硬，畏寒，无汗，符合葛根汤的方证。《金匮要略·痰饮咳嗽病脉证并治第十二》说："心下有支饮，其人苦冒眩，泽泻汤主之。"**笔者临床体会到泽泻汤的方证是：舌体肥大异常，头晕或头重、头发蒙，头晕与体位无关，大便素溏，苔水滑或白腻，脉弦沉。**本案患者头部发蒙，前额如有物贴，苔水滑，符合泽泻汤的方证。《金匮要略·胸痹心痛短气病脉证治第九》说："胸痹，胸中气塞，短气，茯苓杏仁甘草汤主之，橘枳姜汤亦主之。"**笔者临床体会到茯苓杏仁甘草汤的方证是：胸痹之短气、气塞，短气重于气塞，小便不利，舌苔白厚。**本案患者气短，喜长出气，短气较重，符合茯苓杏仁甘草汤的方证。故方证辨证为葛根汤证、泽泻汤证、茯苓杏仁甘草汤证。

治疗：方用葛根汤合泽泻汤合茯苓杏仁甘草汤。

生麻黄10g（先煎半小时），大枣15g，杏仁14g，茯苓42g，葛根60g（先煎半小时），桂枝10g，赤芍10g，生姜15g，生甘草10g，泽泻55g，苍术22g。

5剂，水煎服，先煎生麻黄、葛根30分钟，再加入其他药物煎煮30分钟，分2次早、晚饭后半个小时温服。

三诊（2019年7月9日）：患者诉服药5剂后头部发蒙、气短喜长出气好转80%，四肢沉重乏力、麻木好转，仍有颈后僵硬，大便成形。

治疗：原方继服7剂。

四诊（2019年7月16日）：患者诉服药7剂后诸症基本痊愈，颈部僵硬好转,仅余双手小指麻木。

按语:《伤寒论·辨太阳病脉证并治中第六》说:"太阳病发汗,汗出不解,其人仍发热,心下悸,头眩,身眴动,振振欲擗地者,真武汤主之。茯苓、芍药、生姜各三两(切),白术二两,附子一枚(炮,去皮,破八片)。上五味,以水八升,煮取三升,去滓,温服七合,日三服。"《伤寒论·辨太阳病脉证并治中第六》说:"太阳病,项背强几几,无汗恶风,葛根汤主之。葛根四两,麻黄三两,桂枝二两,生姜三两,甘草二两(炙),芍药二两。大枣十二枚(擘)。上七味,以水一斗,先煮麻黄葛根,减二升,去白沫,内诸药,煮取三升,去滓,温服一升。覆取微似汗,余如桂枝法将息及禁忌,诸汤皆仿此。"《金匮要略·痰饮咳嗽病脉证并治第十二》说:"心下有支饮,其人苦冒眩,泽泻汤主之。泽泻五两,白术二两。上二味,以水二升,煮取一升,分温再服。"《金匮要略·胸痹心痛短气病脉证治第九》说:"胸痹,胸中气塞,短气,茯苓杏仁甘草汤主之,橘枳姜汤亦主之。茯苓杏仁甘草汤:茯苓三两,杏仁五十个,甘草一两。上三味,以水一斗,煮取五升,温服一升,日三服,不差更服。"

清代费伯雄在《医方论·卷三·祛寒之剂·真武汤》中说:"此方取名真武,乃专治肾脏之剂。坎之为象,一阳居二阴之中。水中之火,是为真火,此火一衰,则肾水泛滥。停于下焦,则腹痛自利;水气犯中焦,则作哕,欲吐不吐;水气犯上焦,则咳嗽、心悸、头眩。"费氏认为,真武为北方之神,主肾水,北方湿浊,需得阳气镇摄,若阳气衰败,则水邪泛滥,水饮上犯,在肺则咳嗽痰涎,凌心则心悸,上干脑窍则见眩晕。本案患者之眩晕,正是阳虚水泛之证。

明代王绍隆在《医灯续焰·卷八·眩晕脉证第六十一》中说:"眩者,目乍黑乍明,眊眊不定也。晕者,头昏目旋转,岑岑欲倒也。高巅而见动象,风性为然,故眩晕者多属诸风。又不独一风也……胸中痰浊随气上升。头目位高而空明,清阳所注。淆浊之气,扰乱其间。欲其不眩不晕，不可得矣。"王氏认为，眩为眼前发黑，视物不清，晕为头发昏，旋转欲倒，眩晕多属风证，而又不一定为风证。头窍处于高位，清气在上，故能头清而目明。痰饮随气上冲，则清阳之气被扰，蒙蔽清窍，所以发为眩晕。

本案患者初诊时，为阳虚水泛之证，患者全身畏寒，阳气不足，不能气化水饮，水邪上于头面，蒙蔽清窍，故见头晕；水饮凌心，故见心悸；水饮沉重，故见全身乏力；舌体胖，有齿痕，舌质淡，苔水滑，大便偏稀，为饮邪内扰之象。综合畏寒、心悸、头晕三症，判断为真武汤证。

患者二诊时头晕已大减，心悸好转，下肢畏寒好转，大便成形，可见阳气得复，水饮较前减轻，考虑改方。患者仍感觉头部发蒙，前额如有物贴，仍畏寒，颈背部僵硬，气短，喜长出气，故为其处健脾利水的泽泻汤、茯苓杏仁甘草汤，以及舒展太阳经气的葛根汤。经12剂治疗，诸症基本痊愈。

有时候我们对患者的病情判断不是很到位，用方不是很准确，未能解除患者痛苦，也有很多时候经过治疗，患者症状有减轻或者改变，这时不一定守原方不动，应当回顾原方是否判断准确，用方是否有细节（剂量、加减、煎服法）未能顾及，或者重新评价患者整体情况，换方随证治之。

（覃堃）

沈王明，硕士，主任医师，毕业于浙江中医药大学针灸学专业，现任台州市黄岩区中医院党委书记、院长，兼任中国老年保健医学研究会老年康复分会第二届委员会常务委员、浙江省中医药学会络病分会第二届委员会副主任委员、台州市中医学会常务副会长，获台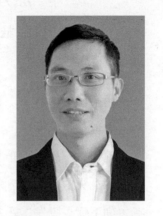州市首届青年名中医，第六、七届区拔尖人才，沈王明区名医工作室等荣誉。开办"台州市经方研究与临床应用培训提高班""经方妈妈健康万家行"等活动，普及经方应用。数十篇论文发表于国内一、二级学术杂志，参与主编三本科普著作。长年痴迷于经方研读，热爱中医中药。2019年一次偶然机会，有幸听到何教授授课，何教授慷慨风趣的讲解，顿时令人心生敬佩，遂投入门下。跟随何教授学习期间，对"经方方证辨证"有了更加深刻的感悟，对临床常见病（如心脑血管疾病、消化系疾病、神经内科疾病等）均有一定治疗经验，善于运用经方与时方叠加，为患者减缓病痛折磨。大道至简，经方惠民。

原方治愈少年脱发案 1 则

关键词：桂枝加龙骨牡蛎汤；脱发；5 剂好转

杨某，男，14 岁。**初诊日期：**2019 年 12 月 4 日。

主诉：脱发半月。

现病史：患者诉半月前无明显诱因开始脱发，头顶毛发分布稀疏，肉眼可见头皮，常感乏力，上课时经常不能集中注意力。无其他不适。

刻下症：脱发、乏力，注意力不集中，皮肤白皙，纹理细腻，舌淡红，苔薄，脉弱。

方证辨证：

《金匮要略·血痹虚劳病脉证并治第六》说："夫失精家少腹弦急，阴头寒，目眩，一作目眶痛。发落，脉极虚芤迟，为清谷，亡血，失精。脉得诸芤动微紧，男子失精，女子梦交，桂枝加龙骨牡蛎汤主之。"**笔者临床体会到桂枝加龙骨牡蛎汤的方证是：脱发，噩梦频频，少腹拘急，梦遗失精，头晕目眩，失眠，偏怕冷，容易疲劳，脉虚。**本案患者脱发，常感乏力，注意力不集中，舌淡红，苔薄，脉弱，符合桂枝加龙骨牡蛎汤的方证，故辨证为桂枝加龙骨牡蛎汤证。

诊断：脱发，桂枝加龙骨牡蛎汤证。

治疗：方用桂枝加龙骨牡蛎汤。

桂枝 15g，生白芍 15g，生姜 15g，甘草 10g，大枣 15g，煅龙骨 15g，煅牡蛎 15g。

5 剂，水煎服，日 1 剂，早、晚分服。

二诊（2019 年 12 月 9 日）：患者因要上学，其母代至我处取药。诉服上方后，脱发较前有所改善，乏力好转，现注意力较前明显改善，要求再服此方。

治疗：继续原方 7 剂，水煎服，日 1 剂，早、晚分服。

三诊（2019 年 12 月 16 日）：患者此次前来头发较前明显增多，乌黑致密，其母诉患者近半月成绩较前有所提高，未再诉乏力等症，颇为高兴。

治疗：方用汤老益脾汤调养脾阴，改善体质。

太子参 12g，茯苓 9g，白术 9g，桔梗 3g，山药 15g，莲子 9g，薏苡仁 15g，芡实 9g，炒麦芽 15g，白扁豆 9g，炙甘草 3g。

5 剂，水煎服，日 1 剂，早晚分服。

按语：《金匮要略·血痹虚劳病脉证并治第六》说："夫失精家少腹弦急，阴头寒，目眩，发落，脉极虚芤迟，为清谷，亡血，失精。脉得诸芤动微紧，男子失精，女子梦交，桂枝加龙骨牡蛎汤主之。桂枝、芍药、生姜各三两，甘草二两，大枣十二枚，龙骨、牡蛎各三两。上七味，以水七升，煮取三升，分温三服。"清代吴谦在《医宗金鉴·订正仲景全书·金匮要略注》中说："失精家，谓肾阳不固精者也；少腹弦急，虚而寒也；阴头寒，阳气衰也；目眩，精气亏也；发落，血竭也。若诊其脉极虚而芤迟者，当知极虚为劳，芤为亡血，迟为寒也，故有清谷，亡血，失精之证也。"可见桂枝加龙骨牡蛎汤证的诸多症状都是由于肾阳亏虚导致，肾阳虚不能固摄肾精，不可温煦少腹，且精血同源，精少则不能荣润目窍。**笔者临床体会到桂枝加龙骨牡蛎汤的方证是：脱发，噩梦频频，少腹拘急，梦遗失精，头晕目眩，失眠，偏怕冷，容易疲劳，脉虚。**本案患者脱发，常感乏力，注意力不集中，舌淡红，苔薄，脉弱，符合桂枝加龙骨牡蛎汤的方证，故用桂枝加龙骨牡蛎汤补肾填精，补益气血，调和阴阳。

（沈王明）

肾着汤治疗腰痛 1 年案

关键词：甘姜苓术汤；腰痛；14 剂痊愈

吴某，男，51 岁。**初诊日期：** 2019 年 12 月 24 日。

主诉： 腰部冷痛 1 年余，加重 1 周。

现病史： 患者诉 1 年前劳累后出现腰痛症状，伴腰背部发冷感，恶风寒，常年佩戴护腰，下肢沉重感，不欲行走。自行贴膏药（具体不详）治疗效果不佳。1 周前腰痛再次发作，较前加重，每于行走后加重，下肢凉。

刻下症： 腰痛，沉重，腰背部发冷，恶风寒，下肢凉。纳食可，眠一般，夜尿 1 ～ 2 次，大便无殊。舌淡，苔白水滑，脉沉。

方证辨证：

《金匮要略·五脏风寒积聚病脉证并治第十一》说："肾着之病，其人身体重，腰中冷，如坐水中，形如水状，反不渴，小便自利，饮食如故，病属下焦，身劳汗出，衣里冷湿，久久得之，腰以下冷痛，腹重如带五千钱，甘姜苓术汤主之。"**笔者临床体会到甘姜苓术汤的方证是：腰重而冷痛，尿频，尿失禁，腹股沟潮湿。** 本案患者腰部冷痛沉重，夜尿 1 ～ 2 次，舌淡，苔白水滑，脉沉，符合甘姜苓术汤的方证，故辨证为甘姜苓术汤证。

诊断： 腰痛病，甘姜苓术汤证。

治疗： 方用甘姜苓术汤加味。

甘草 10g，干姜 20g，茯苓 20g，白术 10g，丹参 10g，川芎 10g，牛膝 10g，石斛 10g。

7 剂，水煎服，日 1 剂，早、晚分服。

二诊（2019 年 12 月 31 日）： 患者诉服上方后腰痛较前缓解，腰部感到温暖，不再发凉。下肢冷好转。现行走后无腰痛加重。继续上方7剂，水煎服，日1剂，早、晚分服。

三诊（2020年1月7日）：患者今诉腰痛沉重发冷感已完全消失，身上没有任何异常感觉。今日步行来院（约15分钟路程），腰痛未发。

按语：《金匮要略·五脏风寒积聚病脉证并治第十一》说："肾着之病，其人身体重，腰中冷，如坐水中，形如水状，反不渴，小便自利，饮食如故，病属下焦，身劳汗出，衣里冷湿，久久得之，腰以下冷痛，腹重如带五千钱，甘姜苓术汤主之。甘草、白术各二两，干姜、茯苓各四两。上四味，以水五升，煮取三升，分温三服，腰中即温。"明代喻嘉言在《医门法律·热湿暑三气门·痉脉论》中说："此证乃湿阴中肾之外廓，与肾之中脏无预者也。地湿之邪，着寒藏外廓，则阴气凝聚，故腰中冷，如坐水中，实非肾脏之精气冷也。若精气冷，则膀胱引之，从夹脊逆于中上二焦，荣卫上下之病，不可胜言。今邪止着下焦，饮食如故，不渴，小便自利，且于胃肠之腑无预，况肾脏乎？此不过身劳汗出，衣里冷湿，久久得之，但用甘草、干姜、茯苓、白术，甘温从阳，淡渗行湿足矣，又何取暖胃壮阳为哉！"喻师认为甘姜苓术汤的腰中冷不是肾中精气冷，而是身体劳累后感受湿冷，故以甘、姜、苓、术四味药温阳除湿既可。**笔者临床体会到甘姜苓术汤的方证是：腰重而冷痛，尿频，尿失禁，腹股沟潮湿。**本案患者腰部冷痛沉重，夜尿1～2次，舌淡，苔白水滑，脉沉，符合甘姜苓术汤的方证，故以甘姜苓术汤温阳祛湿。

（沈王明）

脾胃病第一方治疗胃胀 1 月案

关键词：心下痞；但满而不痛；辛开苦降

车某，女，40 岁。**初诊日期：** 2020 年 1 月 7 日。

主诉： 胃胀 1 月，加重 2 天。

现病史： 患者 1 月前食苏打饼干后出现胃脘部胀满不适，伴恶心、反酸、呃逆，无呕吐。无压痛，无腹泻。自服"健胃消食片、奥美拉唑胶囊"后缓解，未予重视，反复发作，程度轻。2 天前患者诉无明显诱因再次出现胃脘胀满不适，程度较前加重，伴恶心，呃逆。

刻下症： 胃脘胀满、无压痛，恶心，无呕吐，呃逆，晨起口苦，有口腔溃疡。纳差，眠可，二便调。舌淡红，苔黄腻，脉滑。

方证辨证：

《伤寒论·辨太阳病脉证并治下第七》说："伤寒五六日，呕而发热者，柴胡汤证具，而以他药下之，柴胡证仍在者，复与柴胡汤。此虽已下之，不为逆，必蒸蒸而振，却发热汗出而解。若心下满而硬痛者，此为结胸也，大陷胸汤主之。但满而不痛者，此为痞，柴胡不中与之，宜半夏泻心汤。"《金匮要略·呕吐哕下利病脉证治第十七》曰："呕而肠鸣，心下痞者，半夏泻心汤主之。"**笔者临床体会到半夏泻心汤的方证为：心下痞满（胃脘堵塞、痞闷），按之不痛，肠鸣腹泻，呕吐，舌红苔白，或舌淡苔黄。** 本案中患者胃脘胀满、无压痛，恶心，呃逆，符合半夏泻心汤的方证，故辨证为半夏泻心汤证。

诊断： 胃痞，半夏泻心汤证。

治疗： 方用半夏泻心汤。

姜半夏 15g，黄芩 12g，干姜 12g，黄连 3g，炙甘草 12g，党参 12g，大枣 15g，鸡内金（炒）10g。

5剂，水煎服，日1剂，日3服。

二诊（2020年1月12日）：患者诉服上方2剂后，即感胃胀满不适减轻，恶心消失。继服3剂后，胃脘胀满不适几近痊愈，现只餐后偶有打嗝。守原方，7剂。后电话追访，诸症皆愈，嘱其慎起居、避风寒、节饮食云云。

按语：《伤寒论·辨太阳病脉证并治下第七》说："伤寒五六日，呕而发热者，柴胡汤证具，而以他药下之，柴胡证仍在者，复与柴胡汤。此虽已下之，不为逆，必蒸蒸而振，却发热汗出而解。若心下满而硬痛者，此为结胸也，大陷胸汤主之。但满而不痛者，此为痞，柴胡不中与之，宜半夏泻心汤。半夏半升（洗），黄芩、干姜、人参、甘草（炙）各三两，黄连一两，大枣十二枚（擘）。上七味，以水一斗，煮取六升，去滓，再煎取三升，温服一升，日三服。"清代吴谦《医宗金鉴·订正仲景全书·伤寒论注》中言："若但满而不痛，此为虚热气逆之痞，即有呕而发热之少阳证，柴胡汤亦不中与之。法当治痞也，宜半夏泻心汤主之。"清代尤在泾在《金匮要略·卷下》中言："黄连、黄芩苦以降阳，半夏、干姜辛以升阴，阴升阳降，痞将自解。人参、甘草则补养中气，以为交阴阳通上下之用也。"半夏泻心汤为中焦寒热错杂之病证，治宜调和阴阳，故以黄连、黄芩清热泻火以降阳，半夏、干姜辛散温燥以升阴，使阴阳平衡，则痞自消。**笔者临床体会到半夏泻心汤的方证是：心下痞满（胃脘堵塞、痞闷），按之不痛，肠鸣腹泻，呕吐，舌红苔白，或舌淡苔黄。**本案中患者胃脘胀满不适，无压痛、恶心、呃逆，符合半夏泻心汤的方证，故以之辛开苦降，阴升阳降，降逆消痞。

（沈王明）

林思蜀，硕士，住院医师，毕业于黑龙江中医药大学中医内科学专业，就职于台州市黄岩区中医院中医内科。一次偶然机会，何教授来台州授课，有幸拜于何教授门下。跟随何师学习，在何师的指导下，将"类方－方证－主证"辨证方法运用于临床，受益颇多。尤其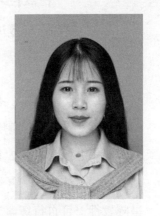擅长应用中西医结合疗法治疗内科常见病，如各种胃炎、心律失常、心衰等，是经方的忠实推崇者。曾于国内核心期刊及国家级期刊发文数篇。

半夏泻心汤治愈胃脘胀痛 2 月案

关键词：半夏泻心汤；胃脘胀满；胃脘痛；3 剂好转

胡某，女，65 岁。**初诊日期：** 2020 年 2 月 6 日。

主诉： 胃脘部胀满疼痛 2 个月，加重 2 天。

现病史： 患者诉 2 个月前无明显诱因出现胃脘部胀满疼痛，有烧灼感，反酸，伴胸闷、气短，喉中似有痰块，吐不出，咽不下，程度轻，呈阵发性，可自行缓解。于家附近医院查血象、心电图、颅脑及肺 CT 均未见明显异常，诊断为"胃炎"，静点药物（具体不详）后好转。2 天前患者饮热茶后再次出现上述症状，且程度较前加重，自服"雷贝拉唑钠肠溶胶囊 1 粒 qd、莫沙必利片 1 片 tid"，症状无缓解，颇为苦恼，故来我处。

刻下症： 胃脘部胀满不适、压痛（＋），有烧灼感，反酸，胸闷、气短、发力，咽中似有物梗阻，吐不出，咽不下，偶有手脚麻木。不欲饮食，眠可，二便正常。舌淡红、苔薄黄，脉沉滑。

方证辨证：

《金匮要略·呕吐哕下利病脉证治第十七》说："呕而肠鸣，心下痞者，半夏泻心汤主之。"**笔者临床体会到半夏泻心汤的方证为：心下痞满（胃脘堵塞、痞闷），按之不痛，肠鸣腹泻，呕吐，舌红苔白，或舌淡苔黄。**本案患者胃脘部胀满不适、舌淡红、苔薄黄，符合半夏泻心汤的方证，故辨证为半夏泻心汤证。

《金匮要略·妇人杂病脉证并治第二十二》说："妇人咽中如有炙脔，半夏厚朴汤主之。半夏厚朴汤方，《千金》作胸满，心下坚，咽中帖帖，如有炙肉，吐之不出，吞之不下。"**笔者临床体会到半夏厚朴汤的方证是：咽中如有炙脔，吐之不出，咽之不下，多见于妇女。**本案患者咽中似有物梗阻，吐不出，咽不下，符合半夏厚朴汤的方证，故辨证为半夏厚朴汤方证。

诊断：胃痛，半夏泻心汤证；梅核气，半夏厚朴汤证。

治疗：方用半夏泻心汤合半夏厚朴汤。

半夏 15g，黄芩 12g，黄连 3g，干姜 6g，厚朴 12g，陈皮 15g，甘草 9g，大枣 9g，茯苓 16g，苏梗 12g，党参 9g，枳壳 12g。

5 剂，颗粒剂，日 1 剂，日 2 服。

二诊（2020 年 2 月 10 日）：患者诉服后药效很好，2 剂后，胃脘不适好转大半。现胃脘部已无压痛，能正常饮食，胸闷未在发作，偶有手脚麻木仍存，咽中无不适。眠可，二便正常。

治疗：原方加川芎 10g，颗粒剂，7 剂，日 1 剂，日 3 服。

患者未再来诊。

按语：《金匮要略·呕吐哕下利病脉证治第十七》说："呕而肠鸣，心下痞者，半夏泻心汤主之。半夏半升（洗），黄芩、干姜、人参、甘草（炙）各三两，黄连一两，大枣十二枚（擘）。上七味，以水一斗，煮取六升，去滓，再煎取三升，温服一升，日三服。"清代尤在泾的《金匮要略心典》中载："邪气乘虚陷入心下，中气则痞，中气既痞，升降失常，于是阳独上逆而呕，阴独下走而肠鸣。是虽三焦俱病，而中气为上下之枢，故不必治其上下，而但治其中。黄连、黄芩苦以降阳，半夏、干姜辛以升阴，阴升阳降，痞将自解。人参、甘草则补养中气，以为交阴阳通上下之用也。"吴谦认为肠鸣为中焦虚寒，心下痞为胃肠湿热，下寒上热，肠虚胃实，应以半夏泻心汤主之。**笔者临床体会到半夏泻心汤的方证是：心下痞满（胃脘堵塞、痞闷），按之不痛，肠鸣腹泻，呕吐，舌红苔白，或舌淡苔黄。**本医案中患者胃脘部胀满不适，压痛（+），有烧灼感，不欲饮食，舌淡红、苔薄黄，脉沉滑。符合半夏泻心汤方证，故用之以平调寒热，消痞散结。

《金匮要略·妇人杂病脉证并治第二十二》说："妇人咽中如有炙

脔，半夏厚朴汤主之。半夏厚朴汤方《千金》作胸满，心下坚，咽中帖帖，如有炙肉，吐之不出，吞之不下。半夏一升，厚朴三两，茯苓四两，生姜五两，干苏叶二两。上五味，以水七升，煮取四升，分温四服，日三夜一服。"清代周扬俊在《金匮玉函经二注》中说："卫气所治，贵通利而恶闭郁，郁则津液不行而积为涎，胆以咽为使，胆主决断，气属相火，遇七情至而不决，则火亦郁而不发，不发则焰而不达，不达则气如咽，与痰涎黏聚胸中，故若炙肉。千金之病证虽异，然亦以此而致也，用半夏等药，散郁化痰也。"由此可知，半夏厚朴汤证是气郁导致津液运行不畅，聚集为涎，后为胆火熏灼成痰，黏着阻塞于咽喉胸中，虽然痰饮为病的表现多种多样，但只要临床详细诊察，辨清病因，以行气燥湿等药开郁化痰，必有佳效。**笔者临床体会到半夏厚朴汤的方证是：咽中如有炙脔，吐之不出，咽之不下，多见于妇女。**本医案中患者老年女性，咽中似有物梗阻，吐不出，咽不下。符合半夏厚朴汤方证，故用其以行气散结，降逆化痰。

（林思蜀）

经方治愈喘促伴双下肢水肿 1 周

关键词：喘憋；下肢凹陷性水肿；水液代谢

易某，男，78 岁。**初诊日期：**2020 年 3 月 14 日。

主诉：喘促伴双下肢水肿 7 天。

现病史：患者诉 7 天前无明显诱因突然出现喘促，活动后加重，休息后可缓解，伴双下肢对称性凹陷性水肿，胸闷心悸，头晕，腹胀，乏力，咳大量白痰，能自行咳出。未予重视，症状逐渐加重，现每晚夜间憋闷发作 3～4 次，需坐起休息才能好转，影响睡眠。遂来我处求诊。

既往史："冠心病"病史 10 余年，"慢性阻塞性肺疾病"病史 2 年。未系统治疗。

刻下症：喘促，稍有活动即加重，双下肢水肿，胸闷心悸、头晕、乏力、腹胀、咳嗽、咳大量白痰，皮肤潮湿（有汗），少神，纳差，眠差，二便无殊，舌红、苔厚腻，脉沉。

方证辨证：

《伤寒论·辨太阳病脉证并治法中第六》说："太阳病发汗，汗出不解，其人仍发热，心下悸，头眩，身瞤动，振振欲擗地者，真武汤主之。"《伤寒论·辨少阴病脉证并治法中第十一》说："少阴病，二三日不已，至四五日，腹痛，小便不利，四肢沉重疼痛，自下利者，此为有水气，其人或咳，或小便利，或下利，或呕者，真武汤主之。"**笔者临床体会真武汤的方证是：面色㿠白，精神萎靡，目眩，心悸，身瞤动，振振欲擗地，多汗，舌淡或舌淡胖，苔白，脉沉。**本案患者少神，胸闷心悸、头晕、下肢水肿，符合真武汤的方证，故辨证为真武汤证。

《金匮要略·肺痿肺痈咳嗽上气病脉证治第七》说："肺痈，喘不得卧，葶苈大枣泻肺汤主之。"**笔者临床体会到葶苈大枣泻肺汤的方证是：**

咳嗽或喘憋，不得卧，吐黄脓痰。本案患者喘促，活动后加重，每晚夜间憋闷发作 3～4 次，需坐起休息后方可缓解，影响睡眠，符合葶苈大枣泻肺汤的方证，故辨证为葶苈大枣泻肺汤证。

诊断： 心衰病，真武汤证；悬饮，葶苈大枣泻肺汤证。

治疗： 方用真武汤合葶苈大枣泻肺汤。

淡附片 10g，白芍 10g，白术 10g，生姜 10g，茯苓 15g，葶苈子 30g，大枣 15g，车前子（炒）20g。

3 剂，颗粒剂，日 1 剂，日 2 服。

二诊（2020 年 3 月 16 日）： 患者诉服药后，夜间喘憋明显较前好转，现每晚发作 1～2 次，咳痰减少，水肿较前减轻，仍偶有胸闷心悸、头晕。少神，纳食一般，睡眠较前好转，小便增多，大便正常。

治疗： 原方加肉桂 6g，7 剂，水煎服，日 1 剂，早、晚分服。

继续服用 7 剂后，电话追访患者诉现诸症好转，每晚可一觉至天明，双下肢水肿已消，头晕未再发作，一般状况可。

按语：《伤寒论·辨太阳病脉证并治中第六》说："太阳病发汗，汗出不解，其人仍发热，心下悸，头眩，身𥆥动，振振欲擗地者，真武汤主之。茯苓、芍药、生姜各三两（切），白术二两，附子一枚（炮，去皮，破八片）。上五味，以水八升，煮取三升，去滓，温服七合，日三服。"《伤寒论·辨少阴病脉证并治法中第十一》说："少阴病，二三日不已，至四五日，腹痛，小便不利，四肢沉重疼痛，自下利者，此为有水气，其人或咳，或小便利，或下利，或呕者，真武汤主之。"清代罗美在《古今名医方论·卷三录赵羽皇》中云："真武一方，为北方行水而设……附子辛温大热，必用为佐者何居？盖水之所制者脾，水之所行者肾也，肾为胃关，聚水而从其类。倘肾中无阳，则脾之枢机虽运，而肾之关门不开，水虽欲行，孰为之主？故脾家得附子，则火能生土，而水有所归矣；肾中得附子，则坎阳鼓动，而水有所摄矣。"罗氏认为真武汤中附子大有妙用，一可温阳补土，脾土旺则运化枢机正常，水液代谢得以恢复，二可温肾固摄，肾主水，肾气充足，阴阳平衡，则开阖有序，水之留存协调。**笔者临床体会到真武汤的方证是：面色㿠白，精神萎靡，目眩，心悸，身𥆧动，振振欲擗地，多汗，舌淡或舌淡胖，苔白，脉沉。**本案患者少神，喘促、胸闷、头晕、下肢水肿，符合真武汤的方证，故以真武汤温阳利水。

《金匮要略·肺痿肺痈咳嗽上气病脉证治第七》说："肺痈，喘不得卧，葶苈大枣泻肺汤主之。葶苈子熬令色黄，捣丸如弹子大，大枣十二枚。上先以水三升，煮枣取二升，去枣，内葶苈，煮取一升，顿服。"**笔者临床体会到葶苈大枣泻肺汤的方证是：咳嗽或喘憋，不得卧，吐黄脓痰。**本案患者喘促，活动后加重，每晚夜间憋闷发作 3～4 次，需坐起休息后方可缓解，影响睡眠，符合葶苈大枣泻肺汤的方证，故以之泻肺行水。

（林思蜀）

桔梗汤加味治愈声音嘶哑案

关键词：声音嘶哑；咽痛；感冒后遗咳嗽

王某，女，48岁。**初诊日期：**2019年10月1日。

主诉：声音嘶哑3天。

现病史：患者诉5天前因天气变化，适逢劳累，后出现一系列感冒症状，自服"感康、999感冒灵"等药后，感冒症状好转。3天前感冒痊愈后，遗留声音嘶哑，偶有干咳，夜间加重，无痰，无其他不适。

刻下症：声音嘶哑，偶有干咳，夜间加重，食欲不佳，怕热，舌红，苔薄黄，脉浮。

方证辨证：

《伤寒论·辨少阴病脉证并治第十一》说："少阴病，二三日，咽痛者，可与甘草汤；不差者，与桔梗汤。"**笔者临床体会到桔梗汤的方证是：少阴病，咽痛，或咳黄稠痰，属热证者。**本案患者声音嘶哑，偶有干咳，夜间加重，怕热，舌红，苔薄黄，脉浮，符合桔梗汤的方证，故辨证为桔梗汤证。

诊断：感冒，桔梗汤证。

治疗：方用桔梗汤加味。

甘草10g，桔梗6g，薄荷6g，连翘6g，百合10g，山楂10g。

3剂，水煎服，日1剂，代水饮，不拘时候。

二诊（2019年10月3日）：患者诉服上方1剂后，声音嘶哑即有明显好转。现发音如前，咳嗽亦愈。无任何不适。

按语：本案患者主诉为声音嘶哑，病位在咽，少阴经脉循喉咙，夹舌本，故少阴阴中之热可循经上泛，可发咽哑声嘶。《伤寒论·辨少阴病脉证并治第十一》说："少阴病，二三日，咽痛者，可与甘草汤；不差者，与桔梗汤。桔梗一两，甘草二两。上二味，以水三升，煮取一升，去滓，温分再服。"清代王子接在《绛雪园古方选注·上卷·和剂》中说："桔梗味苦辛，苦主于降，辛主于散，功专开提足少阴之热邪。佐以甘草，载之于上，则能从肾上入肺中，循喉咙而清利咽嗌。张元素谓其为舟楫之剂，譬之铁石，入水本沉，以舟载之，则浮于上也。"由此可见，桔梗虽味苦而降，但甘草载其上浮于咽喉，使其不但可以清少阴之热邪，还能清咽利喉，直达患处。**笔者临床体会到桔梗汤的方证是：少阴病，咽痛，或咳黄稠痰，属热证者。**本案患者声音嘶哑，偶有干咳，夜间加重，怕热，舌红，苔薄黄，脉浮，符合桔梗汤的方证，故辨证为桔梗汤证。

本案患者为笔者母亲。笔者 2019 年 7 月来浙江工作，母亲不放心，十一假期驾车从东北来探望，途中经过多省，天气变化，由寒转热，又日夜驾车颇为疲劳，不慎感受风热之邪。虽服药及时，仍遗留声音嘶哑。本患者虽无咽痛，但有咽哑，仍可从少阴病辨治，仍可参考桔梗汤方证。临床中，大家也可以多多尝试。

（林思蜀）

秦晓微，女，黑龙江中医药大学针灸推拿专业硕士研究生。现工作于台州市黄岩区中医院，2020年1月有幸拜何师门下并目睹何师讲解经方的风采，被何师强大的人格魅力和对经方的独到见解所折服，更惊叹于何师的经方神效，能投入何师门下，深感荣幸。拜师以来，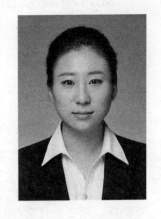何师毫无保留地传授其经方知识和临床经验，令其受益良多，并已运用经方为一些患者解除痛苦，尤其疼痛、失眠、心悸等内科杂症，均取良效。

经方治愈左下肢反复疼痛 10 年，加重 2 月案

关键词：桂枝附子汤；酸重疼痛；怕风怕冷；半剂好转

李某，女，58 岁。**初诊日期：**2020 年 2 月 10 日。

主诉：左下肢反复疼痛 10 年，加重 2 个月。

现病史：患者既往经常冒雨或久坐湿地劳作达 20 年余，以致患者 10 年前开始出现左下肢反复酸重疼痛，常在阴雨天或受寒后发作，未予治疗。近 2 个月感疼痛加重，阴雨天或受寒尤甚，夜间常因腿痛不能入睡。

刻下症：左下肢酸重疼痛，主要以肌腱疼痛为主，严重时亦感腰部酸痛不适，怕风怕冷，阴雨天加重，夜间因疼痛无法入睡，纳可，小便调，时有便溏。形体偏瘦，舌淡红，苔白腻，脉弦细。

方证辨证：

《伤寒论·辨太阳病脉证并治下第七》说："伤寒八九日，风湿相抟，身体疼烦，不能自转侧，不呕，不渴，脉浮虚而涩者，桂枝附子汤主之。"笔者临床体会到桂枝附子汤的方证为：**身体疼痛（酸重疼痛），局部怕风（恶风）、怕冷，阴雨天加重，严重者不能转侧，不呕，不渴，便溏，脉浮虚而涩。**本案中患者左下肢反复阵发性疼痛，主要以肌腱疼痛为主，怕风怕冷，阴雨天加重符合桂枝附子汤的方证，故方证辨证为桂枝附子汤证。

诊断：痹症，桂枝附子汤证。

治疗：方用桂枝附子汤。

桂枝 20g，肉桂 10g，生姜 25g，黑顺片 24g（先煎 1 小时），大枣 20g，炙甘草 20g。

3 剂，水煎服，日 1 剂，分 2 次，早、晚温服。

二诊（2020年2月13日）：患者诉服药半剂后当天晚上腿疼明显减轻，夜间睡得很香。3剂服用后，基本无疼痛。要求巩固治疗，予原方3剂继续服用。后随访1月，腿疼未再复发。

按语：《伤寒论·辨太阳病脉证并治下第七》说："伤寒八九日，风湿相抟，身体疼烦，不能自转侧，不呕，不渴，脉浮虚而涩者，桂枝附子汤主之。桂枝四两（去皮），附子三枚（炮，去皮，破），生姜三两（切），大枣十二枚（擘），甘草二两（炙）。"此条文中，"风湿相抟，身体疼烦，不能自转侧"是指风湿相合，痹阻骨节、经脉，致身体酸重疼痛，以肌肉、肌腱疼痛为主，严重时不能转侧。医圣张仲景认为符合上述特点的疼痛患者，当投桂枝附子汤。明代张介宾在《景岳全书·卷之十二从集·杂证谟·风痹》中说："以血气受湿则濡滞，濡滞则肢体沉重而疼痛顽木，留著不移，是为著痹。"张氏认为着痹就是以湿邪为主而导致的以肢体关节肌肉重着、疼痛、麻木为主要表现的风湿病。清代王子接在《绛雪园古方选注·上卷·温剂》中说："桂枝附子汤，两见篇中，一治亡阳，一治风湿。治风湿者，以风为天之阳邪，桂枝、甘草辛甘，可以化风湿为地之阴邪，熟附可以温经祛湿……佐以姜、枣者，凡表里有邪，皆用之。此风胜于湿之主方。"王氏认为治风湿者，桂枝附子汤当为主方，方中桂枝、甘草可化风湿之邪；附子可温经祛湿；生姜、大枣可祛表里之邪。金代成无己在《注解伤寒论·卷四·辨太阳脉证并治法第七》中指出："烦者风也；身疼不能自转侧者湿也；不呕不渴，里无邪也；脉得浮虚而涩，身有疼烦，知风湿但在经也。与桂枝附子汤，以散表中风湿。风在表者，散以桂枝、甘草之辛甘；湿在经者，逐以附子之辛热；姜、枣辛甘，行营卫、通津液，以和表也。"成氏认为身体烦疼、不能转侧，乃风湿之邪所致，不呕不渴、脉得浮虚而涩说明邪气仍在表，故予桂枝附子汤祛风除湿。此方以桂枝、甘草散寒通络、补脾和中，附子祛风除湿、温经散寒止痛；生姜、大枣调和营卫，五药合用，共奏祛风除湿、温经散寒止痛之功。

（秦晓微）

酸枣仁汤治愈严重失眠 6 年案

关键词：酸枣仁汤；失眠；乏力；心烦；1 剂好转

管某，女，68 岁。**初诊时间**：2020 年 1 月 10 日。

主诉：严重失眠 6 年。

现病史：患者 6 年前因家中遇事出现失眠，每天晚上 10 点入睡，到 12 点左右就醒，醒后不能再入睡，每天口服阿普唑仑片 1.5 片，睡眠也只能维持两个多小时，精神差，头昏沉。

刻下症：失眠，全身乏力，易疲劳，心烦不安，头昏沉，舌红，苔薄黄，脉沉。

方证辨证：

《金匮要略·血痹虚劳病脉证并治第六》说："虚劳虚烦不得眠，酸枣仁汤主之。"**笔者体会到酸枣仁汤的方证可总结为：失眠，生气后诱发或加重，心烦，乏力，易疲劳，脉弦细或细数。**本案患者因家中遇事后出现失眠，乏力，容易疲劳，心烦不安，符合酸枣仁汤的方证，故辨证为酸枣仁汤证。

诊断：不寐，酸枣仁汤证。

治疗：方用酸枣仁汤。

酸枣仁 55g（先煎），川芎 9g，知母 18g，茯苓 18g，生甘草 9g。

3 剂，水煎服，日 1 剂，晚饭前半小时服 1 次，晚饭后 1 小时服 1 次。

二诊（2020 年 1 月 13 日）：患者诉服药当天晚上睡眠明显改善，可睡 4 个小时，服药第二天的下午从两点钟睡到五点钟，晚上还可睡 4 个多小时，服药第三天精神状态越发好转，头昏沉、心烦症状消失，睡眠已正常。

按语：《金匮要略·血痹虚劳病脉证并治第六》说："虚劳虚烦不得眠，酸枣仁汤主之。酸枣仁汤方：酸枣仁二升，甘草一两，知母二两，茯苓二两，川芎二两（《深师》有生姜二两）。上五味，以水八升，煮酸枣仁，得六升，内诸药，煮取三升，分温再服。"此条文中，"虚劳、虚烦、不得眠"是指失眠，乏力，易疲劳，虚烦不安。凡此类失眠患者，仲景皆用酸枣仁汤。宋代许叔微在《普济本事方·卷一·中风肝胆筋骨诸风》中说："平人肝不受邪，故卧则魂归于肝，神静而得寐。今肝有邪，魂不得归，是以卧则魂扬若离体也。"他指出不寐乃肝经有邪，魂不守舍，影响心神所致。清代陈修园的《金匮要略浅注·卷三·血痹虚劳病脉证并治第六》说："又有一种心火炽盛，实由肝郁而成。木能生火，火盛则肝魂不安，此虚劳兼见之症，亦虚劳常有之症，故特为之分别曰虚劳，虚烦不得眠，以酸枣仁汤主之。"陈氏认为本症实质是由肝郁化火灼阴，肝血不足，血不养心，心魂不安，故不得眠。凡此类失眠者，当用酸枣仁汤治疗。清代尤在泾的《金匮要略心典·血痹虚劳病脉证并治第六》云："人寤则魂寓于目，寐则魂藏于肝，虚劳之人肝气不荣，则魂不得藏；魂不藏故不得眠，酸枣仁补肝敛气为君，而魂既不归荣必有浊痰燥火乘其间，烦之所由作也；故以知母、甘草清热润燥，茯苓、川芎行气除痰，皆因求肝之治而宅其魂。"尤氏认为此失眠是因痰浊火邪灼阴，致肝血不足，肝失所养，魂不得藏所致。故方中予酸枣仁为君药益肝敛气，知母、甘草清热润燥，茯苓宁心安神、祛痰湿，川芎活血行气。诸药合用，养肝血，安心神，使魂静神安而能寐。

（秦晓微）

炙甘草汤治愈阵发性心悸半年案

关键词：炙甘草汤；心悸；身体瘦弱；口干；2剂好转

李某，女，64岁。**初诊日期：** 2020年2月13日。

主诉： 阵发性心悸半年。

现病史： 患者半年前无明显诱因出现心悸，呈阵发性，基本1～2天发作1次，每次发作持续时间不等，有时可持续一整天，患者描述发作时感觉心要跳出来，胸中堵塞不适。既往无心脏疾病病史。

刻下症： 心悸，1～2天发作1次，每次持续时间不等，有时持续一整天，发作时自觉心跳欲出，胸中有堵塞感，精神萎靡不振，全身乏力，头昏沉，面色发白，体型偏瘦，口干，二便调，舌质暗红，苔薄黄，脉沉细。

方证辨证：

《伤寒论·辨太阳病脉证并治下》言："伤寒，脉结代，心动悸，炙甘草汤主之。"笔者临床体会到炙甘草汤的方证是：**心悸亢进，精神萎靡，体质虚弱（多偏瘦），口干，皮肤枯燥，大便干燥。** 本案患者有阵发性心悸，精神萎靡，全身乏力，身体瘦弱，符合炙甘草汤的方证，故方证辨证为炙甘草汤证。

诊断： 心悸，炙甘草汤证。

治疗： 方用炙甘草汤。

炙甘草30g，阿胶15g，火麻仁6g，生地黄50g，桂枝15g，大枣15g，党参15g，生姜15g，麦冬18g。

5剂，加白酒50mL与水同煎，分2次，早、晚温服。

二诊（2020年2月23日）： 患者诉服药2剂后精神状态较前明显

好转，心悸明显减轻。5剂服用后，心悸基本痊愈。向患者询问汤药味道如何，患者笑着描述本以为汤药都很苦，这药却十分好喝。

按语：《伤寒论·辨太阳病脉证并治下》言："伤寒，脉结代，心动悸，炙甘草汤主之。甘草四两（炙），生姜三两（切），人参二两，生地黄一斤，桂枝三两（去皮），胶二两，麦门冬半升（去心），麻仁半升，大枣三十枚（擘）。上九味，以清酒七升，水八升，先煮八味，去三升，去滓，内胶，烊消尽，温服一升，日三服。一名复脉汤。"此条文中，"脉结代"是指气血亏虚，运行无力，脉搏不续；"心动悸"是指心脏跳动而形之于外，使人有心慌、心跳的感觉，因气血亏虚、心神失养所致。仲景针对此种情况的心悸患者，皆用炙甘草汤。隋代巢元方在《诸病源候论·卷三十七》中说："若血气调和，则心神安定；若虚损，则心神虚弱，致风邪乘虚干之，故惊而悸动不定也。"巢氏认为心悸动的病因是由于虚劳损伤血脉令心气不足所致。唐代孙思邈在《千金翼方》里将炙甘草汤列为补益剂之中，名"复脉汤"，曰："主虚劳不足，汗出而闷。脉结，心悸，行动如常，不出百日，危机者十一日死。"已明确表明本方证的病机为因虚而致。清代曹颖甫在《经方实验录第一集·中卷·第五五案》中记载："律师姚建，现住小西门外大兴街，尝来请诊，眠食无恙，按其脉结代，约十余至一停，或二三十至一停不等，又以事繁，心常跳跃不宁，此仲师所谓心动悸，脉结代，炙甘草汤主之之证是也，因书经方与之，服十余剂而瘥。"曹氏认为律师姚建脉象与心的临床表现正是仲景所说的"心动悸，脉结代"，符合炙甘草汤方证，故予炙甘草汤，即炙甘草四钱，生姜三钱，桂枝三钱，潞党参二钱，生地黄一两，真阿胶二钱（烊冲），麦冬四钱，麻仁四钱，大枣四枚。服十余剂，病则痊愈。方中重用炙甘草补中益气，以充气血生化之源，合人参、大枣补中气，滋化源，气足血生，以复脉之本；生地黄、麦冬、阿胶、麻仁养心阴，补心血，以充血脉；然阴无阳则无以化，故用桂枝、

生姜宣阳化阴，且桂枝、甘草相合辛甘化阳，以温通心阳，加清酒振奋
阳气，温通血脉。诸药合用，阳生阴长，阴阳并补，共奏通阳复脉、滋
阴养血之功。

（秦晓微）

云咏恩，女，北京中医药大学中医内科学在读硕士研究生，尊崇经典，师从中国中医科学院广安门医院何庆勇主任医师。摸索经方运用是有一个漫长且艰难的过程，硕士期间有幸能跟随老师学习经方的临床应用，老师经常结合条文与个人经验，为学生解析其处方用药。在老师指导下，初步领略到经方的奥妙，不揣浅陋，亦亲尝立竿见影之效果。

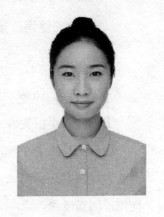

黄芪桂枝五物汤治疗双手指麻木 1 年余

关键词：重剂生姜；生姜与黄芪比例为 2∶1

云某，男，50 岁。**初诊日期：** 2020 年 5 月 14 日。

主诉： 双手指尖麻木 1 年，加重 2 月余。

现病史： 患者 1 年前出现指尖麻木，双手乏力。近 2 月因指尖麻木加重，揉按后仍感麻木不适，恍惚手指并非自己的一般，影响日常工具使用，因而就诊。

刻下症： 指尖麻木不仁，双手发紧，活动不利，乏力，偏怕冷，纳可，眠安，大便 1 天 1 次，不干不稀，夜尿 1 次。

查体： 面色暗淡，舌下络脉迂曲，舌暗红，苔薄白，脉沉。

方证辨证：

《金匮要略·血痹虚劳病脉证并治第六》说："血痹阴阳俱微，寸口关上微，尺中小紧，外证身体不仁，如风痹状，黄芪桂枝五物汤主之。"**笔者临床体会到黄芪桂枝五物汤的方证是：局部肌肤麻木不仁，气短，乏力，偏怕冷，脉微涩或沉紧。** 本案患者指尖麻木不仁，双手发紧，偏怕冷，符合黄芪桂枝五物汤的方证，故辨证为黄芪桂枝五物汤证。

诊断： 痹症，黄芪桂枝五物汤证。

治疗： 方用黄芪桂枝五物汤。

生黄芪 41g，赤芍 18g，桂枝 18g，生姜 83g，大枣 20g。

7 剂，颗粒剂，日 1 剂，沸水冲服，分 2 次，早、晚饭后半小时服用。

二诊（2020 年 5 月 21 日）： 服药 7 剂后，双手麻木减轻约 70%，而且患者述感觉双手松开了，现在手部活动比原来灵活。

按语：《金匮要略·血痹虚劳病脉证并治第六》说："血痹阴阳俱微，

寸口关上微，尺中小紧，外证身体不仁，如风痹状，黄芪桂枝五物汤主之。黄芪三两，芍药三两，桂枝三两，生姜六两，大枣十二枚。上五味，以水六升，煮取二升，温服七合，日三服。"

清代李彣的《金匮要略广注·血痹虚劳病脉证并治第六》云："沉脉为阴，浮脉为阳，浮沉寸关俱微，则全体俱见不足之脉。又脉有七诊，独小者，病阳气虚也。脉紧如转索无常，有外感寒邪敛束之状，皆阴脉也。血气既虚，微风外客，故外证身体不仁，如风痹状，实非风也。五物汤以和阴阳而祛邪气。"黄芪桂枝五物汤为桂枝汤去甘草，加黄芪三两、生姜三两组成。其病证因气血阴阳亏虚，外有风邪侵袭，因而出现脉微弱，兼有体表皮肤麻木不仁，有如风痹之状，但却有所不同。风痹，为风寒湿三气杂至而成，以游走性疼痛，兼有麻木为主。血痹则见顽麻，而不见疼痛。

清代徐忠可在《金匮要略论注·卷六》中说："阴阳，寸口人迎也，总是大概皆涩微，此独去涩字，以微脉为主耳。尺中小紧，谓细寻之，有效紧之，有小紧者，次病邪直入之形，正如明堂篇测病法，所谓下锐下向也。然此由全体风湿相搏，痹其阳气，使之不仁。故以桂枝壮气行阳，芍药和阴，姜枣以和上焦荣卫，协力驱风，则病原拔，而所入微邪，亦为强弩之末矣。此即桂枝汤去草加芪也。立发之意，重在引阳，故嫌甘草炙缓小，若黄芪之强有力耳。"经曰："邪入于阴，则为血痹。"内因卫阳已虚，外加风湿搏结，入血痹阻阳气，血行瘀阻，而出现肌肤麻木不仁。因此以黄芪桂枝五物汤，益气和血，温经通痹。其中，桂枝温通经脉，芍药在《神农本草经》中则直接指出具有"除血痹"的功效，其本身亦具有敛阴和营之功。此病病在肌表，因此倍以生姜，与大枣同用以温中助阳，调和营卫，助发散风邪。而甘草其性甘缓，容易阻塞气机，因而去甘草加黄芪，以助益气升阳。

（云咏恩）

小青龙汤治愈鼻塞流涕案

关键词：剂量足够，经方速效；细辛 10g；鼻炎

云某，女，23 岁。**初诊日期：**2020 年 9 月 25 日。

主诉：频繁打喷嚏、流清涕 2 天。

现病史：近日气温急剧下降受凉后，出现鼻子瘙痒、频繁打喷嚏、流清水样鼻涕，夜间平躺时因鼻塞而呼吸困难。既往有过敏性鼻炎病史，发作时常服用马来酸氯苯那敏治疗，但因服药后常出现嗜睡、疲乏倦怠等副作用，影响生活工作，因而转为中医治疗。

刻下症：打喷嚏，清水样涕，量多不止，头晕，困倦，偏怕冷，小便清长，大便 1 天 1 次，偏稀。

查体：精神萎靡，舌淡苔白，脉弦。

方证辨证：

《伤寒论·辨太阳病脉证并治中第六》说："伤寒表不解，心下有水气，干呕发热而咳，或渴，或利，或噎，或小便不利，少腹满，或喘者，小青龙汤主之。"**笔者临床体会到小青龙汤的方证是：咳喘，咳痰或流涕清稀（落地成水），量多，后背恶寒，咳喘遇寒诱发或加重，水滑苔，脉浮滑。**本案患者打喷嚏，清水样涕，偏怕冷，小便清长，符合小青龙汤的方证，故辨证为小青龙汤证。

诊断：鼻鼽，小青龙汤证。

治疗：方用小青龙汤。

生麻黄 10g，炒白芍 12g，干姜 12g，生甘草 12g，桂枝 12g，细辛 10g，五味子 12g，清半夏 12g。

7 剂，颗粒剂，适量凉水加颗粒剂，煮沸，全程打开锅盖、打开换气扇。日 1 剂，分 2 次，早、晚饭后半小时服用。

二诊（2020年9月29日）：服药1剂后喷嚏、流涕等症状即消失，仍有轻微头晕乏力，但能正常工作，继续服用，2剂后症状痊愈，现已无任何不适。

按语：《伤寒论·辨太阳病脉证并治中第六》说："伤寒表不解，心下有水气，干呕发热而咳，或渴，或利，或噎，或小便不利，少腹满，或喘者，小青龙汤主之。麻黄（去节）、芍药、细辛、干姜、甘草（炙）、桂枝各三两（去皮），五味子半升，半夏半升（洗）。上八味，以水一斗，先煮麻黄，减二升，去上沫，内诸药，煮取三升，去滓，温服一升。若渴，去半夏，加栝楼根三两；若微利，去麻黄，加荛花，如一鸡子，熬令赤色；若噎者，去麻黄，加附子一枚，炮；若小便不利，少腹满者，去麻黄，加茯苓四两；若喘，去麻黄，加杏仁半升，去皮尖。且荛花不治利，麻黄主喘，今此语反之，疑非仲景意。"

《伤寒论·辨太阳病脉证并治法中》曰："伤寒，心下有水气，咳而微喘，发热不渴。服汤已渴者，此寒去欲解也。小青龙汤主之。"

《金匮要略·痰饮咳嗽病脉证并治第十二》曰："病溢饮者，当发其汗，大青龙汤主之，小青龙汤亦主之。"

《金匮要略·痰饮咳嗽病脉证并治第十二》曰："咳逆，倚息不得卧，小青龙汤主之。"

《金匮要略·妇人杂病脉证并治第二十二》曰："妇人吐涎沫，医反下之，心下即痞，当先治其吐涎沫，小青龙汤主之。涎沫止，乃治痞，泻心汤主之。"

清代张锡纯的《医学衷中参西录·医论》云："水散为气，气可复凝为水。心下不曰停水，而曰有水气，此乃饮水所化之留饮，形虽似水而有黏滞之性，又与外感互相胶漆，是以下种种诸病也。干呕者，水气黏滞于胃口，发热者水气变为寒饮，迫心肺之阳外越也，咳者水气浸入肺也，渴者水气不能化津液上潮也，利者水气溜入大肠作泻也，噎者水气变为寒痰梗塞咽喉也，小便不利少腹满者，水气凝结膨胀于下焦也，喘者肺中分支细管皆为水气所弥漫也。"小青龙汤证以水饮停心下为主，但因水饮形态及所停聚位置不同则表现为不同的症状。如水气阻于中焦胃脘，影响胃气升降则干呕。水气凝聚为饮，遏阻上焦心肺之阳，则为发热。水气停留入肺，阻碍肺气宣肃则为咳。水液不循常道津液输布失常，在上则为渴。水气下流停滞大肠，大肠水液运化失司则为利。水气因寒凝为痰，阻塞咽喉，则为噎。水气在下聚于膀胱，小腹胀满，膀胱气化受阻，则小便不利。饮停气道聚而为汤，水气弥漫肺脏，呼吸受阻，呼多吸少，则为喘。可见小青龙汤可治临床上多种症状，但其均由水饮所致。

清代吴仪洛的《伤寒分经·卷一下》说："风寒不解，心下有水气，水寒相搏，必伤其肺。多列证者，人身所积之饮，或上或下或中，或冷或热，各不相同，而肺则为总司，但有一二证见，即水逆之应也。于散风寒、涤水饮药中，加五味子之酸，以收肺气之逆；干姜之辛，以泻肺气之满。名曰小青龙，盖取其翻波逐浪以归江海，不欲其兴云升天而为淫雨之意也。后人谓小青龙为发汗之轻剂，毋乃昧其旨乎？"肺为华盖，亦为水之上源，以抵御外邪，通调水道。经曰：形寒寒饮则伤肺，以其两寒相感，中外皆伤，故气逆而上行。小青龙汤证中，外有寒邪，内有停饮，水寒相搏，因而最伤肺。因此方中五味子味酸敛肺降逆，干姜味辛温以散寒宣肺。一宣一降，调畅气机，助肺回复其宣发肃降之功，以行水化饮。

（云咏恩）

经方治愈口唇脱皮干燥 1 周

关键词：口唇干燥之专方；调经之祖方

云某，女，22 岁。**初诊日期：**2020 年 3 月 3 日。

主诉：口唇严重脱皮 1 周。

现病史：患者之前口唇很少干裂脱皮，即便秋冬等较干燥的天气，亦不会脱皮。但 1 周前开始出现口唇大量脱皮，能大片大片撕下，即便涂抹润唇膏凡士林后仍大片脱皮。

刻下症：口唇脱皮，晨起时口唇干燥，手脚小腹冰凉，月经延后，纳差，眠安，大便 1 天 1 次，不干不稀，夜尿 0 次。

查体：体型偏瘦，面色偏暗，舌淡暗，苔白，脉弦。

方证辨证：

《金匮要略·妇人杂病脉证并治第二十二》说："问曰：妇人年五十所，病下利，数十日不止，暮即发热，少腹里急，腹满，手掌烦热，唇口干燥，何也？师曰：此病属带下，何以故？曾经半产，瘀血在少腹不去。何以知之？其证唇口干燥，故知之。当以温经汤主之。"**笔者临床体会到温经汤的方证是：腹部胀满拘急，手足心发热，唇口干燥；或小腹部喜温喜按，月经过多或延期，舌淡暗，苔薄白，舌有瘀斑，脉沉弦。**本案患者口唇干燥，小腹冰凉，月经延后，符合温经汤的方证，故辨证为温经汤证。

诊断：唇炎，温经汤证。

治疗：方用温经汤。

吴茱萸 15g，当归 10g，川芎 10g，赤芍 10g，党参 10g，桂枝 10g，阿胶 5g，牡丹皮 10g，生姜 10g，生甘草 10g，清半夏 9g，麦门冬 18g。

5 剂，水煎服，煎药室代煎，分 2 次，早、晚饭后半小时服用。

二诊（2020年3月8日）：患者述汤药味道辛辣怪异，服药后感觉小腹温热，3剂后嘴唇脱皮明显减少，5剂后嘴唇光滑无死皮。

随访2周，未再复发。

按语：《金匮要略·妇人杂病脉证并治第二十二》曰："问曰：妇人年五十所，病下利，数十日不止，暮即发热，少腹里急，腹满，手掌烦热，唇口干燥，何也？师曰：此病属带下，何以故？曾经半产，瘀血在少腹不去。何以知之？其证唇口干燥，故知之。当以温经汤主之。吴茱萸三两，当归、芎藭、芍药各二两，人参、桂枝、阿胶、牡丹皮（去心）、生姜、甘草各二两，半夏半升，麦门冬一升，去心。上十二味，以水一斗，煮取三升，分温三服，亦主妇人少腹寒，久不受胎，兼取崩中去血，或月水来过多，及至期不来。"

清代沈明宗在《张仲景金匮要略·卷二十》中说："此血寒积结胞门之病也。妇人年五十所，天癸应绝，而反病下利者，因昔半产，寒凝瘀血，积于胞宫，所以新血不能聚于血海，反从下出，而为下利不止，即血崩倒之疾，非大便不利也。然新血不得留聚血海之内，则阴虚火盛，故暮即发热。血瘀少腹，则里急矣。盖心经脉络，下通胞门，上走手心劳宫，血虚火盛，故手掌烦热。心病则脾亦病，故腹满。而脾营不化，故唇口干燥。病在血室，所以为属带下，然何以知其血瘀少腹？盖唇口干燥，此乃血瘀而不上灌，故知之也。"此处下利，因瘀血内停，阻碍新血运行，血不循经，为崩中漏下，而非腹痛下利。阴血不足，虚热内生，表现为暮即发热。寒性收引，客阻胞宫血脉，气血凝滞，则少腹拘紧不适。心可通过与其相关的经络如胞脉、心包经联系，下达胞宫，上出劳宫，因此胞宫阴血亏虚，虚火上炎，循经络出于手掌，即出现手掌烦热。口唇干燥，一方面因心血暗耗，影响脾的运化功能，胃肠气机不利，而出现腹部胀满。运化失司，水谷精微不足，无以上达濡养口唇。另一方面，瘀血阻滞少腹，新血运行受阻而无法上行，亦可表现为口唇干燥。上述证候分析可见，包含血虚津伤，瘀血阻滞，又有寒凝拘急，内生虚热，但仔细分析，其核心为冲任虚寒，瘀阻胞宫血脉。

清代陈念祖的《女科要旨·卷一》说："次男元犀按：当归、川芎、芍药、阿胶，肝药也；丹皮、桂枝，即心药也；吴茱萸，肝药，亦胃药也；半夏，胃药亦冲药也；麦门冬、甘草，即胃药也；人参补五脏；生姜利诸气也。病在经血，以血生于心脏于肝也；冲为血海也，胃属阳明，厥阴冲脉丽之也。然细绎方意，以阳明为主，吴茱萸用至三两，驱阳明中土之寒；即以麦门冬用至一升，滋阳明中土之燥；一寒一热，不使隅偏，所以谓之温也。半夏用至半升、生姜用至三两者，以姜能去秽而胃气安，夏能降逆而胃气顺也。其余皆相辅而成其温之之用，绝无逐瘀之品，故过期不来者能通之，月经来过多者能止之，少腹寒不受胎者并能治之，其神妙不可言矣！"此病因病在经血，应以温经散寒、养血祛瘀为治疗原则。心主血、肝藏血，两者均有主管血液运行的作用。冲为血海，能调节十二经气血。但其活动均依赖于阳明胃，因胃气乃气血生化之源，气血充盛，则肝有所藏，心有所主。因此方中，重用吴茱萸以温胃散寒，配以麦门冬滋养胃阴，寒热并用。半夏、生姜同用，和胃降逆，以助胃气。配以其他温经通脉、养血调经的药，整体以温为主，以取血得温则行之意。温经汤为调经之祖方，后人多用作治疗月经不调、痛经、不孕症、阴道炎等妇科疾病。

（云咏恩）

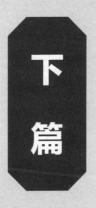

何庆勇运用甘草干姜汤治疗疑难病的经验

关键词：甘草干姜汤；肺中冷；方证辨证；相对剂量；叠用经方

甘草干姜汤，出自汉代张仲景的《金匮要略·肺痿肺痈咳嗽上气病脉证治第七》与《伤寒论·辨太阳病脉证并治中第五》，为肺中冷之虚寒证而设，临床多用于咳嗽、眩晕、胃痛、遗尿、肺纤维化、肺癌等疾病的治疗。何庆勇是中国中医科学院广安门医院心血管科的主任医师，长年致力于仲景伤寒学说，临证恒用汉唐古方而治今病。何师运用甘草干姜汤具有独特的经验，笔者有幸跟师学习，亲见效验。

一、甘草干姜汤

《金匮要略·肺痿肺痈咳嗽上气病脉证治第七》说："肺痿吐涎沫而不咳者，其人不渴，必遗尿，小便数，所以然者，以上虚不能制下故也。此为肺中冷，必眩，多涎唾，甘草干姜汤以温之。若服汤已渴者，属消渴。"此文中的"肺痿"与"肺中冷"需当辨别，何师认为在临床中甘草干姜汤治"肺中冷"而不治"肺痿"。此观点甚至与传统教材有出入，传统观念指出甘草干姜汤主治肺痿虚寒证，然何师认为此处"肺痿"并不同于"肺中冷"。《金匮要略·肺痿肺痈咳嗽上气病脉证治第七》中说："问曰：热在上焦者，因咳为肺痿。肺痿之病，从何得之？师曰：或从汗出，或从呕吐，或从消渴，小便利数，或从便难，又被快药下利，重亡津液，故得之。"故"肺痿"因热而生，与"肺中冷"截然不同。《金匮要略浅注补正·肺痿肺痈咳嗽上气病脉证第七》言："此节甘草干姜汤证，是因肺痿必吐涎沫，故又举吐涎沫而不咳者，以明其非痿也。"此段阐述正验证了何师的观点，因热而生的"肺痿"与虚寒的"肺中冷"不能一概而论。

《伤寒论·辨太阳病脉证并治中第五》说:"伤寒脉浮……脚挛急,反与桂枝,欲攻其表,此误也,得之便厥。咽中干,烦躁,吐逆者,作甘草干姜汤与之,以复其阳。"何师认为此条文是伤寒太阳病汗出后的恶寒之证,"脚挛急"为卫阳不足,难以温养肌肉筋脉。"咽中干,烦躁,吐逆者"为邪在内,阳虚无法内达祛邪所致,与"肺中冷"的虚寒证同出一辙。甘草干姜汤中甘草与干姜,一甘一辛,甘草量大于干姜,则甘温之力大于辛散之功,故本方主用于温阳次用于散邪。虽仅为两味药组成方,但经方在精不在小。甘草既能祛除肺中寒邪,又可坚长筋骨肌肉;干姜则以其辛温之力,化阳散寒降逆,同时除四肢拘急之痹,除阳虚所致的肌肉挛缩。全方共奏温肺散寒、解痉缓急之效。

二、甘草干姜汤的运用经验

1. 方证辨证

关于经方在临床的应用,何师常将方与证紧密结合,注重方证辨证,认为一方必有一主证,一人必有一主方。甘草干姜汤在临床的应用,以及其对应的患者主要临床表现,不少医家对其进行了阐述。医家岳美中则认为手足厥冷倾向,唾液、尿等分泌物量多且稀薄者用此方。医家胡希恕认为甘草干姜汤可用于治疗里虚寒而出现咽干、吐涎沫者。何师在临床中运用甘草干姜汤遵循方证辨证,并抓其主证,常立起沉疴,认为甘草干姜汤方证为:涎沫多,色多清稀,小便频或失禁,不喜饮水,小腿挛急,偏怕冷,舌淡,苔滑,脉浮或弦。其中主证为:涎沫多,色多清稀,小腿挛急,偏怕冷。何师认为甘草干姜汤多可治眩晕、咳嗽、慢性支气管炎、遗尿等疾病并见上述方证者。

2. 遵循经方剂量

经方疗效不仅在于方证辨证的准确,还在于原方原量或原比例的遵循。何师认为仲景之方至精至要,久用不衰,若不遵循其原方用药用量,不乏对仲景之意的违背,故临床加减或合方应谨慎为之。如黄芪桂枝五物汤，原方使用黄芪、芍药与桂枝均为三两，而使用生姜为六两，用量是其他用药的两倍。何师在临床中用此方取效关键就在于生姜使用量大，生姜能引药达表及四肢，重用尚可治疗肢体肌表麻木的症状。再如防己地黄汤在临床治疗独语发狂患者时，原方防己用一分，桂枝用三分，防风用三分，甘草用一分，而生地黄用二斤。何师在临床中发现，方中大量用生地黄常取得明显疗效，生地黄能除心中烦热，解心神不宁，重剂用之才是经方本意，可知遵循经方剂量的重要性。《金匮要略·肺痿肺痈咳嗽上气病脉证治第七》与《伤寒论·辨太阳病脉证并治中第五》对甘草干姜汤均指出："甘草四两，炙干姜二两（炮），上㕮咀，以水三升，煮取一升五合，去滓，分温再服。"故应注重甘草与干姜的用量比例为 2：1，观何师临床运用甘草干姜汤时，生甘草用 12 ～ 24g，干姜用 6 ～ 12g。

3. 注重经方中药物的炮制法

《金匮要略》与《伤寒论》原文中指出甘草的炮制方法是"炙"，然何师临床用此方时多用生甘草。笔者甚为疑惑，何师则指出仲景原方中的"炙"甘草与现今常用"炙甘草"的炮制方法大为不同。汉代杨雄在《方言·第七》中指出："凡以火而干五谷之类……秦晋之间或谓之炙。"因此甘草干姜汤原文中甘草的"炙"用即是用火烘干，与现今用的生甘草饮片无异，在《中国药典》2015 版中指出生甘草就是通过除去杂质、洗净、润透、切厚片以及干燥而制成的。而现今用的炙甘草炮制法是将生甘草与蜂蜜辅料共置锅中加热拌炒，使蜂蜜辅料渗入药物组织内部或附着于药物表面，此确切为"蜜炙甘草"，与仲景用的"炙甘草"大为不同。笔者顿悟，何师运用经方对仲景之道的遵循，可谓谨慎之至。

干姜在原文中的炮制方法是"炮"，南北朝雷敩的《雷公炮炙论·上卷》中指出："甘草……炙酥尽为度，又，先炮令内外赤黄用良。"此中阐述到"炙"与"炮"均是用火加工，"炙"是用火烘干，而"炮"则用火进一步烘烤，未烤至成炭，均属于生甘草的炮制方法，不改变其药性。而《中国药典》2015 版规定干姜的炮制法是将干姜用砂烫至鼓起，表面呈棕褐色，此成品为炮姜，不同于经方中"炮"后的干姜。炮姜的功效是温中散寒，止呕止泻，而干姜的功效是温中散寒，回阳通脉，温肺化饮，由此也可观干姜的效用更符合仲景的用方之意。故何师在临床运用甘草干姜汤时，多使用干姜。

4. 临床适时叠用经方

经方叠用首见于《伤寒杂病论》，仲景上承《黄帝内经》重方之理论，按照"随证治之"的原则，通过经方叠用形成不同的合方。对于临床中出现多种方证的患者，何师常运用方证辨证，"有是证，用是方"。甘草干姜汤的主要方证是：涎沫多，色多清稀，小腿挛急，偏怕冷。临床患者出现此类症状时，皆可运用甘草干姜汤，若临床遇患者伴有脘腹绵绵作痛，喜温喜按，大便稀的症状，则可叠用理中丸；若临床遇患者伴有咽痛，恶寒，无明显发红，则可叠用半夏散及汤；若临床患者伴有手足发凉，尤以膝关节、肘关节以下为甚，则可叠用当归四逆汤；若临床遇患者伴有骨节疼痛，不能屈伸，恶风寒，则可叠用甘草附子汤。

三、典型医案

1. 甘草干姜汤治愈流涎案

患者李某，男，70 岁。初诊日期：2018 年 9 月 7 日。

主诉：流涎 10 年。

现病史：不自主流涎 10 年，流清水，严重时必须用手绢捂住嘴，患者口腔内装有口腔矫治器，但效欠佳。多年寻医问诊，未有明显改善，经病友推荐，遂来笔者处就医。

既往史：帕金森病史 10 年。

刻下症：时有头晕，偏怕热，无口渴，气短，喜长出气，乏力，偏怕冷，小便无停顿，夜尿 2 ～ 3 次。舌淡，苔薄白，脉沉。

诊断：流涎，甘草干姜汤证。

治疗：甘草 55g，干姜 28g，酒苁蓉 35g。

7 剂，日 1 剂，1 日 3 次。水煎服，日 1 剂，早、晚饭后温服。

二诊（2018 年 9 月 14 日）：患者自诉服药 3 剂后，流涎症状基本消失，自觉甚好，欣喜异常，遂来感谢。

按语：此案患者流涎即因"肺中冷"，津液输布失司，舌淡苔薄白，则温肺而治。何师在此基础上还加了一味温阳药肉苁蓉。考虑患者年事已高，病程长达 10 年，脉沉，病久阳气甚虚，肺中积冷顽固，单以干姜的温阳作用，恐难以奏效，故加入 35g 肉苁蓉以加强温阳之功。果不其然，效果甚好，患者 3 剂而愈。抓住此患者流涎、质清稀、偏怕冷及舌淡的主证，方用甘草干姜汤则毫无疑问，疗效也当能预见。

2. 甘草干姜汤治愈小腿抽痛案

患者马某，男，75 岁。初诊时间：2018 年 7 月 30 日。

主诉：小腿抽痛 20 天，不能行走半个月。

现病史：患者 20 天前出现夜间小腿抽筋、疼痛，近半个月来不能行走，双下肢发沉，不想动，现为求中医治疗，就诊于我处。刻下症：夜间小腿抽筋，不能行走，一走则疼痛，双下肢发沉，不想活动，无口苦，身上怕冷，委屈想哭，眠差，大便 1 日 1 次，偏干，夜尿 1 次。舌淡，苔薄黄，舌有液线，脉沉细。

诊断：小腿挛急，甘草干姜汤证。

治疗：甘草干姜汤合甘麦大枣汤加肉苁蓉。

生甘草 30g，干姜 15g，肉苁蓉 35g，大枣 25g，浮小麦 90g。

7 剂，日 1 剂，水煎服，分 3 次，早、中、晚饭后半小时温服。

二诊（2018 年 8 月 6 日）：患者述服药 3 天后小腿即不再抽痛，近 1 周小腿未抽筋，双下肢发沉、不想动明显好转，现可自行行走一站地，1 剂药后即无委屈想哭，睡眠明显好转，大便 1 日 1 次，不干，舌淡苔薄白，脉沉细。

按语：此案患者症状以小腿抽搐为主，在何师诊治询问的过程中，患者诉有委屈想哭、情志不舒的症状，有时甚至影响睡眠。结合患者主诉，提炼其主要方证即为：小腿抽痛，双下肢发沉，偏怕冷，委屈想哭，舌淡，苔薄黄，脉沉细。经方使用则可将甘草干姜汤与甘麦大枣汤进行叠用，同时考虑患者老年体虚，阳气不足，加用肉苁蓉，从而达到显著的疗效。

四、结语

本文对何师运用甘草干姜汤的经验进行了较全面的阐述。经方之法有证亦可寻，经方之门尽敞而纳众。何师运用经方，常从方证辨证、原方剂量、药物炮制、适时叠用四个方面进行考虑，取效关键缺一不可。在临床对经方的运用，应谨而甚之，若有叠方与加减也应注重根据来源，不随意加减，取效则简而易见。临床肺中冷之虚寒证的患者，应在生活作息及饮食上注意调护。甘草干姜汤证的患者本身存在偏阳虚的情况，生活作息中应注意避风寒，规律起居；饮食方面中应忌食生冷，可适当进食蛋白质类及肉类；若患者存在流涎多，小便频或失禁，应注意控制水的摄入量，日常可分多次饮用少量温水；若患者存在肢体抽痛，偏怕冷，应避免接触寒凉，日常可增加对局部的保暖措施。

参考文献

［1］Yang Y，Zhang G，Sun Q，et al. Simultaneous Determination of 8 Compounds in Gancao-Ganjiang-Tang by HPLC-DAD and Analysis of the Relations between Compatibility，Dosage，and Contents of Medicines. Evid Based Complement Alternat Med. 2017；2017：4703632.

［2］白洁，张光霁 . 从痰毒互结角度论肺癌与肺痿［J］. 浙江中医药大学学报，2018，42（4）：255-258.

［3］康荻 . 肺痿论治肺纤维化的实验研究［D］. 北京中医药大学，2017.

［4］岳美中 . 岳美中经方研究文集［M］. 北京：中国中医药出版社，2018：144.

［5］冯世纶．经方传真：胡希恕经方理论与实践［M］.北京：中国中医药出版社，2018：242.

［6］何庆勇．白天临证，夜间读书——方证辨证解伤寒［M］.北京：人民卫生出版社，2017：278.

【郭建波，张辉．何庆勇运用甘草干姜汤治疗疑难病的经验［J］.世界中西医结合杂志，2020，15（6）：1046-1048，1053】

何庆勇主任医师运用茯苓杏仁甘草汤心悟

关键词：茯苓杏仁甘草汤；方证辨证；

相对剂量；橘枳姜汤证；升陷汤证

茯苓杏仁甘草汤出自医圣张仲景的《金匮要略·胸痹心痛短气病脉证治第九》，为治疗胸痹之短气气塞而设，笔者多用其治疗心脏神经官能症、冠心病、心力衰竭、慢性阻塞性肺疾病等。现从经典和历代医家的认识出发，从方证辨证、用药剂量、方证鉴别等方面，就临床上运用茯苓杏仁甘草汤的体悟进行阐述。

一、对茯苓杏仁甘草汤的认识

《金匮要略·胸痹心痛短气病脉证治第九》关于茯苓杏仁甘草汤的论述为："胸痹，胸中气塞，短气，茯苓杏仁甘草汤主之。"在《备急千金要方·卷第十三·胸痹第七》和《外台秘要·第十二卷·胸痹短气方三首》中，茯苓杏仁甘草汤又作"茯苓汤"。

关于茯苓杏仁甘草汤，古代医家已有很多见解。清代徐忠可的《金匮要略论注·胸痹心痛短气病脉证治第九卷》言："胸痹而尤觉气塞短气，是较喘息更有闭塞不通之象，气有余之甚也，知下之壅滞多矣……胸痹本属虚，而治之若此，气塞之甚，故先治标，后治本也。"徐忠可认为，胸中气塞、短气的闭塞之象比之喘息为更严重，茯苓杏仁甘草汤用于治疗胸痹病胸中气滞较严重者。胸中气有余，壅塞不通，故见气塞短气。此为急证，故急则治标，先开胸中闭塞之气，待其凝滞之气机疏通之时，再缓图其胸痹胸中阳气虚衰之本。清代吴谦的《医宗金鉴·卷二十》言："胸中气塞，胸痹之轻者也。胸为气海，一有其隙……若阴邪干之则化水，水性气阗，故令胸中气塞短气，不足以息，而为胸痹也。"

吴谦认为，胸中气塞、短气之胸痹为胸痹之轻证。此乃阴寒之邪扰及胸中之气，化为水饮，水饮停滞于胸中，胸中之气升降出入受到阻碍，故见胸中气塞、短气之证。笔者结合经典和历代医家的论述，认为茯苓杏仁甘草汤的病机是胸中阳气虚衰，导致津液不能正常输布全身，即是《黄帝内经》"上焦如雾"的正常生理功能出现问题，无法正常地宣发输布，导致津液聚而化为水饮，留结在胸中；气机阻滞不通，故见胸中气塞短气的症状。

茯苓杏仁甘草汤中，茯苓味甘，平，主胸胁逆气，心下急痛，利小便，合杏仁可导引水湿之邪下行；杏仁味甘，温，主咳逆上气，使肺气下通；甘草味甘，平，主五脏六腑寒热邪气，长肌肉，倍力，甘以和中，健脾利湿。三药合用，有行气利水、开胸散结之功。

二、运用茯苓杏仁甘草汤的心悟

1. 方证辨证与抓主证

方证是证候的一种特殊形式，是某方剂所治疗的证候，是用方的指征和证据，以方名证，故名方证。方证辨证直接将证候与方剂这两个临床最核心的元素相连，简化了中医的学习与实践过程，但单纯强调方证辨证则显得机械。临床时患者情况往往复杂多变，难以把握，故方证辨证应与抓主证相结合。笔者认为，主证为反映某方病机最主要的症状体征，是组方的基础，每方必有其主证，找准主证就能确定主方。方证辨证与抓主证是学习经方的圭臬，也是提高临床疗效的捷径。

关于茯苓杏仁甘草汤的方证，国医大师何任先生认为此方治疗胸痹的轻证，其证是胸部感觉气塞，并有短气，即类似轻度喘息的现象。日本汉方医学家大塚敬节认为茯苓杏仁甘草汤的方证是：忽因某事节奏改变，身体不适，呼吸困难，气息如窒塞状。笔者认为，茯苓杏仁甘草汤的方证是：胸痹之气短，喜长出气，胸中气塞，气短重于气塞，小便不利，舌质淡，苔白腻，脉沉滑，尤以"气短，喜长出气，气短大于气塞"为主证。临床但见此方证，无论西医诊断为何种疾病，多可用此方，时常效如桴鼓。

2. 注重药物比例及用药剂量

仲景之方用药虽少，然组方严谨，其药物剂量的比例是方剂极重要的组成部分。在临床过程中严格遵循经方中药物的相对剂量，遵从古法加减，或者视具体情况采用原方原量，是取得较好疗效的关键。就茯苓杏仁甘草汤而言，《金匮要略·胸痹心痛短气病脉证治第九》中记载其组成为茯苓三两，杏仁五十个，甘草一两。方中，茯苓与甘草的比例是3∶1，甘草味甘性温，功在健脾和中，补养肺气，如清代周扬俊所言"又何取于甘草，盖以短气则中土不足也，土为金之母也"，以较小剂量的甘草培土生金；若用量太大，则反有壅滞之患，阻碍了茯苓利水渗湿，使本方不能达到原有的效果。根据学者研究，《伤寒杂病论》成书的东汉年间一两应为13.8g，折合下来茯苓为41.8g，甘草为13.8g。国家卫健委将茯苓作为药食同源的药物，大剂量使用亦无毒副作用，故笔者应用此方时茯苓常用量为42g，甘草常用量为14g。

杏仁味苦，微温，有小毒，归肺、大肠经，功能降气止咳平喘、润肠通便。苦杏仁有小毒，主要是由于苦杏仁苷分解所产生的氢氰酸。中毒多是由于服用未经炮制或者炮制不当的杏仁。杏仁50个，经学者直接测试，为17g左右。因而笔者临床使用本方时杏仁常用剂量是13～18g，未发现不良反应。但根据研究，儿童食用生品苦杏仁10～20粒、成人食用40～60粒即有可能中毒死亡，应用时仍需谨慎，避免误用未经炮制或炮制不当的杏仁而导致医疗事故。

三、茯苓杏仁甘草汤方证的鉴别

1. 茯苓杏仁甘草汤证与橘枳姜汤证相鉴别

在宋代林亿等校对的《金匮要略·胸痹心痛短气病脉证治第九》中，关于茯苓杏仁甘草汤的记载是："胸痹，胸中气塞，短气，茯苓杏仁甘草汤主之，橘枳姜汤亦主之。"然在《千金》《外台》中，则仅有"茯苓汤主之"，而无后半句。关于橘枳姜汤则另有记载，《外台秘要·卷第十二·胸痹噎塞方二首》里说："仲景《伤寒论》胸痹之病，胸中愊愊如满，噎塞习习如痒，喉中涩唾燥沫是也。橘皮枳实汤主之方。《附后》、《小品》、文仲、深师、范汪、《古今录验》、《经心录》、《千金》同。"此处是说，胸痹病若胸中郁结满闷，吞咽食物受阻，咽喉干燥唾燥沫时，当用橘皮枳实汤。由此观之，茯苓杏仁甘草汤与橘枳姜汤是同病异治还是二者证治本就有别，是需要斟酌的，毕竟《金匮要略》在传承过程中多有亡佚，林亿等人校编的《金匮玉函要略方》也是在蠹简中所得。

清代朱光被在《金匮要略正义·胸痹心痛短气病脉证治第九》中说："果其上焦不开也，则宜用茯苓、杏仁轻清之品，以宣泄之；果其中焦痰滞也，则宜用橘、枳、生姜苦辛之味，以降泄之。"朱光被认为，若单是上焦阳气痹阻不行，清气不得开宣，则用茯苓杏仁甘草汤宣泄上焦，行气开痹，若是中焦痰饮阻滞，蒙闭上焦清阳，此时则用橘枳姜汤降气化痰，以通上焦。橘枳姜汤中，重用橘皮为君行气开郁，以枳实消坚破结，以生姜温中散饮，三药配伍不仅仅局限于治标，亦兼顾其本。笔者反复研读经典，结合临床，体会到若出现胸痹之气短，喜长出气，胸中气塞，气短重于气塞，小便不利，舌质淡，苔白腻，脉沉滑，尤以"气短，喜长出气，气短大于气塞"为主证时，当属茯苓杏仁甘草汤证；若出现心前区闷痛或胀痛，咽喉发紧，胸中气塞，气短，情志不畅时诸症加剧，尤以"气塞大于气短"为主证时，当属橘枳姜汤证。

2. 茯苓杏仁甘草汤证与升陷汤证相鉴别

升陷汤出自民国时期中医大家张锡纯《医学衷中参西录·第一卷》："升陷汤，治疗胸中大气下陷，气短不足以息，或努力呼吸，有似乎喘；或气息将停，危在顷刻。"此方专为治疗胸中大气下陷而设。胸中之大气即为宗气，宗气"贯心脉，而行呼吸"，散布周身，若宗气下陷，则会有呼吸不利、肢体疲乏等症状，若严重者，更有呼吸将停，甚至有生命危险。用药上，升陷汤重用黄芪为君补气升气，以柴胡、升麻佐之升提，用知母凉润之性制黄芪之热，再以桔梗为使，载诸药入于胸中，五药共用，提升、补益胸中之气。

笔者通过多年临床体会到升陷汤的主要方证是：气短，喜长出气，或喜努力呼吸，全身乏力。比之茯苓杏仁甘草汤，最大的区别在于升陷汤的主要方证有全身乏力的症状。

四、典型医案

患者，女，49岁。初诊日期：2018年11月12日。主诉：气短喜长出气、胸骨中段刺痛1年余。现病史：患者2017年4月因冠心病在中国人民解放军总医院行支架植入治疗，植入支架2个。术后自2017年7月起，出现气短、喜长出气的症状，每天均发作；并有明显的胸骨中段刺痛，每在情绪紧张或劳累后发作，难以进行做饭等日常活动，胸骨中段刺痛不牵掣肩背。患者甚苦于此，遂至本科室就诊。刻下症：气短，喜长出气，胸骨中段刺痛，偶有头晕，无视物昏花，畏寒，大便1日1次，成形，夜尿3次。查体：舌暗红，苔白腻，舌有液线，脉沉滑。中医诊断：胸痹，寒饮内停、瘀血阻络证。治则：温化寒饮，活血止痛。治疗：方用茯苓杏仁甘草汤合瓜蒌薤白白酒汤合延胡索散：茯苓42g，杏仁14g，生甘草14g，瓜蒌25g，薤白45g，延胡索18g，加白酒20 mL同煎服，日1剂，早、晚饭后服用，共服用21剂。

2018年12月10日，该患者因其他原因复来就诊时，自诉服药后近两周来，气短、喜长出气未见发作，胸骨中段的刺痛亦愈，现全身有力，走路不似先前缓慢。

按语：本患者系冠心病支架植入术后出现的一系列临床表现，心脏支架手术的确有着使病变血管再通、改善心脏供血等救急之功，然术后遗留症却亟待解决，此时中医的优势便凸显出来，特别是方证辨证及抓主证的方法，可以使笔者着眼于患者的痛苦，找到症结之所在，选择合适的方剂。该患者心脏支架术后症见气短、喜长出气，苔白腻，脉沉滑的方证直指茯苓杏仁甘草汤，是由于胸中阳气不振，无法正常输布津液，聚而化为水饮所致。《金匮要略·胸痹心痛短气病脉证治第九》中"胸痹之病，喘息咳唾，胸背痛，短气，寸口脉沉而迟，关上小紧数，瓜蒌薤白白酒汤主之。"《世医得效方·卷四》中记载延胡索散"治卒心痛，或经年不愈者"。笔者认为瓜蒌薤白白酒汤的方证为：胸背痛，胸闷、气短，或喘息、咳嗽、咳痰，怕冷，舌淡，脉沉细或沉紧。延胡索散的方证为：心痛，尤以刺痛为主。该患者寒饮内停，瘀血阻络，故而出现胸骨中段刺痛的症状，符合瓜蒌薤白白酒汤和延胡索散的方证，两方相合通阳散寒、活血化瘀。综上，三方同用，患者冠心病支架植入术后的遗留症状得以改善。

五、结语

结合经典和历代医家对茯苓杏仁甘草汤的论述和临床应用，笔者认为要把握茯苓杏仁甘草汤方证和"气短，喜长出气，气短大于气塞"的主证；遵循原方的比例和药物剂量，正确使用杏仁；要与橘枳姜汤证和升陷汤证相鉴别。在药物治疗的同时，嘱咐患者保持心情的舒畅、避免情绪刺激，避免过分劳累，保证室内空气流通，尽量少待在缺氧的地方，例如人群中或高原，医患结合，共奏疗效。

参考文献

［1］唐·孙思邈著.李景荣，等校释.备急千金要方校释［M］.北京：人民卫生出版社，2014：478.

［2］唐·王焘.外台秘要方［M］.北京：中国医药科技出版社，2011：200.

［3］徐忠可.金匮要略论注［M］.北京：人民卫生出版社，1993：127.

［4］清·吴谦.医宗金鉴［M］.北京：中医古籍出版社，1995：244.

［5］周雪梅，陈学功，董昌武.论方证辨证的形成源流和运用特点［J］.北京

中医药大学学报，2013，36（3）：153-155.

　[6]何任.金匮要略新解[M].杭州：浙江科学技术出版社，1981：62.

　[7]大塚敬节.金匮要略研究[M].北京：中国中医药出版社，2016：144.

　[8]赵以德，周扬俊.金匮玉函经二注[M].北京：人民卫生出版社，1958：138.

　[9]傅延龄，宋佳，张林.论张仲景对方药的计量只能用东汉官制[J].北京中医药大学学报，2013，36（6）：365-369.

　[10]畅达，郭广义.《伤寒论》药物中非衡器计量的初探[J].中成药研究，1985，（8）：44-45.

　[11]仝小林，穆兰澄，吴义春，等.《伤寒论》方剂中非计量单位药物重量的现代实测研究[J].中医杂志，2009，50（S1）：1-2.

　[12]李永，侯学敏.氰化物的中毒机理、检测及预防[J].山东食品科技，2002，（12）：26-29.

　[13]朱光被.金匮要略正义[M].北京：中国中医药出版社，2015：63.

　[14]张锡纯.重订医学衷中参西录[M].北京：人民卫生出版社，2006：319.

【李安琪，林巧.何庆勇主任医师运用茯苓杏仁甘草汤心悟[J].环球中医药，2020，13（2）：239-241】

何庆勇运用黄土汤的经验

关键词：黄土汤；方证辨证；经方；重剂黄土

黄土汤出自东汉张仲景的《金匮要略》。此方温脾摄血，主要用于治疗由脾气虚寒，摄纳无权所致的便血、尿血、吐血、呕血、崩漏等病证。何庆勇为中国中医科学院广安门医院心血管内科副主任医师，嗜爱经典，临证每用经方，往往应手辄效。何师在临床中主要将黄土汤用于治疗便血、大便失禁等病证。笔者跟随何师学习，观察其运用黄土汤，每每取得佳效。现仅就何师运用黄土汤的经验总结如下。

一、黄土汤

《金匮要略·惊悸吐衄下血胸满瘀血病脉证治第十六》说："下血，先便后血，此远血也，黄土汤主之。黄土汤方亦主吐血、衄血。"此条阐述虚寒便血的证治。下血，即患者出现便血，所言先便后血，即先见大便，后见便血，出血部位离后阴较远，故称其为远血，应用黄土汤治疗。关于此条文中"远血"的意义及出血部位值得斟酌。通过考对历代多家注解，何师发现其对《金匮要略》"远血"之"远"字，多理解为出血部位之远近。如赵良所说："以下血言，胃居大肠之上，若聚于胃，必先便后血，去肛门远，故曰远血。"又如黄树曾在《金匮要略释义·第十六》中所说："此证由于内寒不能温脾，脾元不足，不能统血，用力大便，血乃随便而出，故曰远血。"此外，"远血"的具体部位也值得研讨。曹颖甫在《金匮发微·第十六》中说："脾寒不能统血，则下陷而便血。尤在泾谓脾去肛门远，故曰远血，是也。"简而论之，多数古今医家将"远血"理解为出血位置离肛门较远，多在脾胃，兹不赘述。唯清代张志聪见解不一，他认为"远血"系心气损伤，他在《金匮要略注·卷四》中说："夫心为阳中之太阳，而主藏血脉之气，心气伤，则下血矣。"而何师认为，"远血"二字不仅提示了出血部位，还能反映出黄土汤证的病机所在。《难经·三十七难》说："邪在五脏，则阴脉不和；阴脉不和，则血留之；血留之，则阴脉盛矣。阴气太盛，则阳气不得相营也。"即脏腑阴气太盛，阳气难以温煦。于黄土汤证，何师认为，血为中焦所化，脾胃虚弱，不能统摄血行，日积月累则脉道不利，渐生离经之血，黄土汤证或吐血或衄血或便血，诸多出血均由脾阳不振、摄纳无权所致。

纵观诸家典籍，后世对黄土汤的功效莫衷一是。如《圣济总录·总卷第二十五》中记载其功效为"去五脏热毒"。清代《医学三字经·卷之一》将黄土汤的功效描述为"此方暖中宫土脏"，直至第五版《方剂学》教材明确其功效为"温阳健脾，养血止血"。根据何师的临床经验，何师认为黄土汤的功效为暖中宫，振脾阳，摄血行。黄土汤由灶心黄土、甘草、干地黄、阿胶、白术、附子、黄芩7味药组成。灶心黄土归脾、胃二经，取其辛温之性，温中止血之用，为君药。附子、白术温中理脾，以收摄纳之权，为臣药；而白术、附子性辛温，易动血耗血，且衄血甚则阴血必损，故以地黄、阿胶滋阴养血止血为佐药，再配苦寒之黄芩制约附子、白术过于温燥之性的同时，取黄芩亦能止血之用。阿胶、生地黄得白术、附子则去其滋腻呆补之患；使以甘草和药调中。诸药合用，温阳摄血而不伐阴，滋阴养血而不妨脾，成为温脾止血的良方。

二、运用黄土汤的经验

1. 注重方证辨证

何师运用黄土汤的关键点在于侧重方证辨证。何师认为，仲景最主要的思想体系之一为方证辨证。方剂的应用指征为"方证"，如小柴胡汤的应用指征为"小柴胡汤证"。《伤寒论·辨少阴病脉证治》说："病皆与方相应者，乃服之。"何师主张临证有黄土汤证才能以黄土汤治疗。而《金匮要略》中关于黄土汤证候仅有"下血，先便后血，此远血也，黄土汤主之"的记载，这还不足以运用于方证辨证思想。何师认为大便与出血的先后顺序触及繁多因素，运用黄土汤时不能将"先便后血"作为使用黄土汤的标志，黄土汤方证应当从证候而治，紧扣"虚寒"二字，临证当不拘远近。若临证有大便失禁或溏，便血量多，色暗，肢冷，面色苍白，脉细迟者，当用黄土汤温脾摄血。这与清代《推拿抉微·第四集·治疗法》中黄土汤主治描述类似："血色黑暗，脉迟，手足冷者，属虚寒，黄土汤主之。"对此，秦伯未也执相同观点，他说："黄土汤时温补止血……应用时也不能固执先后。"中医临床家叶橘泉认为黄土汤的方证为：出血，体力衰弱，贫血，营养不良，面色萎黄或苍白，皮肤枯燥，气上逆，心烦，手足烦热，身有低热，畏寒等。经方大师胡希恕认为，黄土汤的方证为：大便溏而下血黑紫，兼见四肢冷痹反心烦热。何师多年临床实践，结合历代名家论述，体会到黄土汤的方证是：大便失禁或大便溏，大便急，黑便，全身畏寒或四肢发凉，心烦热。其主要方证为：大便溏或失禁，黑便，全身畏寒。临床中凡是符合上述方证者，恒有佳效，尤其对于妇女或老年人，前者可因产、孕、经、乳等生理特点，以致血海亏虚，脾气虚弱，固纳无权，后者或因年老气血生化乏源，或因慢性疾病日久消耗，以致脾阳不振，统摄失司。

2. 重剂黄土

灶心黄土又名伏龙肝，首载于《名医别录·下品石》："伏龙肝，味辛，微温。主治妇人崩中，吐下血，止咳逆，止血，消痈肿毒气。"灶心黄土久于薪火，走中焦、入足太阴脾经，温中化湿以启四运之轴，入足阳明胃经以涩肠固脱。故其和缓温润、涩肠止泻、温中化湿功效甚佳。

《金匮要略》中记载的黄土汤剂量是"甘草、干地黄、白术、附子（炮）、阿胶、黄芩各三两，灶心黄土半斤"，然而后世医家在临床运用此方时多为以下两种，一为遵循仲景原剂量原比例的，二为剂量改变，比例不变，如《医学实在易·卷七》载："灶心黄土（八钱）、怀生地、黄芩、白术、阿胶、炙草、附子（炮各一钱五分）水煎服。余每用去附子，加炮姜八分。"何师在临床运用经方时除了注重方证辨证外，也注重方剂本源剂量。何师运用经方时首先考虑经方绝对原剂量的使用，即严格依据经方所注明的方药剂量运用。其次考虑相对剂量，即严格参照原经方注明的比例使用。何师在运用黄土汤时更注重原剂量的使用，其中最为关键的是一定要保证灶心黄土的重剂运用。据现代研究考证，汉代经方一两相当于现今 13.8g，何师在临床体会到，对于黄土汤"大便失禁、黑便、全身畏寒"的主要方证，黄土用量 90 ～ 120g 可获良效，同时甘草、生地黄、白术、附子、阿胶、黄芩一般遵循仲景原意，等量运用 10 ～ 18g。

3. 经方活用

徐大椿曾言："方之治病有定，病之变迁无定。"此言颇有见解。若不能知常达变，临证使用经方无异于按图索骥，常有胶柱调瑟之流弊。陈修园于《金匮要略浅注》中说："余每用此方以干姜易附子，以赤石脂一斤代黄土取效更捷。甚者加干侧柏叶四两、鲜竹茹六斤。"何师在临床中运用黄土汤，喜遵循陈修园的黄土汤古法加减之法。若遇虚寒甚者，可以加干姜 9 ～ 18g，赤石脂 20 ～ 50g。若出血较严重或伴有吐血者加干侧柏叶 9 ～ 18g，竹茹 9 ～ 18g。

三、结语

本文较详细介绍了何师运用黄土汤的思想经验，何师认为黄土汤取得良效的关键为紧扣黄土汤方证主证，即大便失禁或溏，黑便，全身畏寒。运用黄土汤时需保证黄土重剂用量。患者服用黄土汤后，更应注重病后防护。黄土汤证患者服药后脾阳尚虚，正气未复，更当注重"瘥后防复"，如饮食忌生冷辛辣，起居应注重四时变化。此外，黄土汤作为经方虽流传至今，但伴随现代化进程的加快，原生态灶心黄土产量也大为减少，作为黄土汤君药的黄土来源是否充足、质量是否过关值得医者关注。

参考文献

［1］尹湘君.何庆勇运用黄连阿胶汤治疗顽固性失眠经验［J］.中国中医药信息杂志，2012，22（3）：104-105.

［2］清·吴谦.医宗金鉴［M］.北京：人民卫生出版社，2015：458.

［3］聂惠民.经方方论荟要［M］.长沙：湖南科学技术出版社，1999：477.

［4］清·曹颖甫.金匮发微［M］.北京：中国医药科技出版社，2014：139.

［5］凌耀星.难经校注［M］.北京：人民卫生出版社，2013：63.

［6］宋·赵佶敕编.圣济总录［M］.北京：人民卫生出版社，2013：422.

［7］清·陈修园.医学三字经［M］.北京：中国中医药出版社，2016：27.

［8］朱世增.秦伯未论金匮［M］.上海：上海中医药大学出版社，2009：166.

［9］马永华，叶加南，叶庭兰，等.中医临床家叶橘泉［M］.北京：中国中医药出版社，2005：165.

［10］冯世纶.经方传真［M］.北京：中国中医药出版社，1994：273.

［11］梁·陶弘景.名医别录辑校本［M］.北京：中国中医药出版社，2013：178.

［12］清·陈修园.医学实在易［M］.太原：山西科学技术出版社，2013：190.

［13］傅延龄.经方本源剂量问题研究［M］.北京：科学出版社，2015：32

［14］何庆勇.伤寒论钤法［M］.北京：人民军医出版社，2015：51.

［15］赵明锐.经方发挥［M］.北京：人民卫生出版社，2009：9.

【但文超，李安琪.何庆勇运用黄土汤的经验［J］.环球中医药，2019，12（10）：1577-1579】

学生语录

跟随何师学习经方，何师未曾有半点藏私，全都悉心教授，我才能够对经方有更多的认识和体会。

——徒弟　陈鑫

跟随何师门诊学习，目睹何师经方神效，并毫不藏私地传授其临床经验，令我深感遇到明师。何师的言传身教，令我收获良多！

——研究生　张辉

我有幸跟随何师心血管科住院部查房，见证草木果石在中医经典指导下发挥的神奇疗效，遂拜于何师门下学习。何师临证笃尊经典，药少而精，每于看诊后给学生讲解处方思路、用方主证，令我辈学中医者亦受益匪浅！

——研究生　尹湘君